SERVICE MÉDICAL DE LA GENDARMERIE

NOMENCLATURE ET TARIF
DES MÉDICAMENTS

A FOURNIR

AUX MILITAIRES DE LA GENDARMERIE

ET QUI NE PEUVENT ÊTRE TIRÉS DES HOPITAUX MILITAIRES

(D'après la note ministérielle du 13 février 1906)

COMPLÉTÉS PAR LES DISPOSITIONS DU SERVICE INTÉRIEUR DE LA GENDARMERIE, PAR CELLES DE LA CIRCULAIRE DU 17 MARS 1900, ET MIS A JOUR JUSQU'EN MAI 1906.

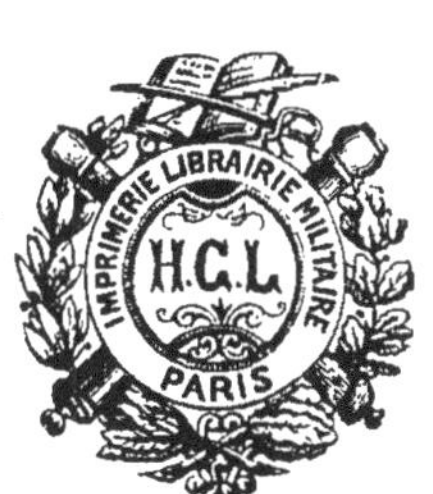

PARIS
HENRI CHARLES-LAVAUZELLE
Éditeur militaire
10, Rue Danton, Boulevard Saint-Germain, 118
(MÊME MAISON A LIMOGES)

SERVICE MÉDICAL

DE LA GENDARMERIE

SERVICE MÉDICAL DE LA GENDARMERIE

NOMENCLATURE ET TARIF

DES MÉDICAMENTS

A FOURNIR

AUX MILITAIRES DE LA GENDARMERIE

ET QUI NE PEUVENT ÊTRE TIRÉS DES HOPITAUX MILITAIRES

(D'après la note ministérielle du 13 février 1906)

COMPLÉTÉS PAR LES DISPOSITIONS DU SERVICE INTÉRIEUR DE LA GENDARMERIE, PAR CELLES DE LA CIRCULAIRE DU 17 MARS 1900, ET MIS A JOUR JUSQU'EN MAI 1906.

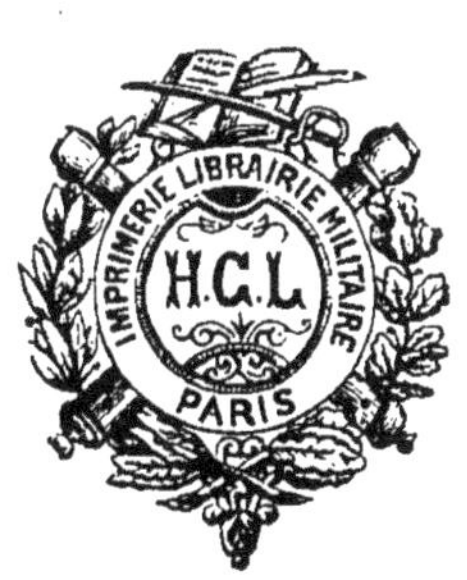

PARIS

HENRI CHARLES-LAVAUZELLE

Éditeur militaire

10, Rue Danton, Boulevard Saint-Germain, 118

(MÊME MAISON A LIMOGES)

SERVICE MÉDICAL

DE LA GENDARMERIE

Désignation du médecin chargé de ce service.

Dans toute ville de garnison, résidence d'une ou de plusieurs brigades de gendarmerie, un médecin militaire est, sur la proposition du directeur du service de santé, désigné par le général commandant le corps d'armée, pour donner ses soins aux militaires de la gendarmerie ainsi qu'à leurs familles. (Article 69 du règlement du 25 novembre 1889, sur le service de santé à l'intérieur.)

Extrait du règlement du 14 octobre 1905 sur le service intérieur de la gendarmerie.

Service médical dans les brigades. — Le commandant d'arrondissement vérifie si, dans les villes de garnison, les médecins militaires désignés pour ce service par l'autorité militaire donnent les soins nécessaires aux sous-officiers, brigadiers et gendarmes, ainsi qu'à leurs familles.

Il fait, au besoin, auprès de l'autorité militaire, les démarches nécessaires pour que ce service soit exécuté (1).

En tout temps, si l'affection dont un militaire de la gendarmerie est atteint lui paraît présenter des inconvénients dans une caserne ou nécessiter des soins qui ne peuvent être efficacement donnés que dans un établissement hospitalier, il provoque une visite médicale spéciale pour que, s'il y a lieu, l'envoi à l'hôpital soit immédiatement ordonné lors même qu'il serait marié et pourrait être soigné chez lui (2).

Des récompenses consistant en lettres d'éloges officiels,

---

(1) Articles 14 et 69 du règlement sur le service de santé. (E. M., 80e vol.).

(2) Circulaire ministérielle du 30 mai 1904 (Prophylaxie de la tuberculose; *Mémorial* et *B. O.*, P. R., p. 663).

médailles et décorations sont accordées aux médecins civils qui donnent gratuitement leurs soins aux militaires de la gendarmerie et à leurs familles. (Circulaire ministérielle du 17 mars 1900 et art. 117 du Service intérieur.)

Service vétérinaire. — Dans les résidences où il existe un service vétérinaire, le commandant d'arrondissement s'assure que les chevaux de l'arme reçoivent les soins d'un vétérinaire militaire désigné par le commandant d'armes.

Les médicaments sont fournis par le corps ou le service auquel appartient le vétérinaire chargé des soins.

Le prix en est remboursé par les propriétaires des chevaux.

Les mêmes récompenses qu'aux médecins sont accordées aux vétérinaires civils qui soignent gratuitement les chevaux de la gendarmerie. (Circulaire ministérielle du 17 mars 1900 et art. 255 du Service intérieur.)

Le commandant de brigade veille à ce que les chevaux malades soient visités en temps utile par le vétérinaire et s'assure que les prescriptions de ce dernier sont observées.

A cet effet, le vétérinaire est invité à spécifier sur le carnet de visite la nature de la maladie, les soins à donner, le régime alimentaire à observer et la durée de l'indisponibilité.

A moins d'urgence bien constatée, toute opération grave reconnue nécessaire est préalablement soumise à l'approbation du chef de légion.

Le chef de brigade se conforme, pour les cas de maladies contagieuses, aux prescriptions du règlement sur le service intérieur et rend compte, jour par jour, au commandant d'arrondissement, de l'état des chevaux malades, aux objets divers du rapport journalier. (Service intérieur, art. 255.)

Cas de maladie des sous-officiers, brigadiers et gendarmes. — Tout sous-officier, brigadier ou gendarme malade peut choisir son médecin pour se faire traiter. Toutefois, s'il a été désigné dans la localité un médecin pour donner gratuitement des soins aux militaires de la gendarmerie, le chef de brigade doit, lorsqu'il le juge utile, charger ce médecin de constater régulièrement l'état du malade.

Le médecin choisi ou le médecin qui donne habituellement ses soins au personnel de la brigade mentionne sur le cahier de visite de la résidence la nature de la maladie et la durée de l'indisponibilité.

Le chef de brigade tient le cahier de visite et veille, après avis médical, à ce que le malade ne prolonge pas abusivement son exemption de service à la caserne ; il s'oppose à ce qu'il reprenne son service avant d'être complètement rétabli.

Il signale au commandant d'arrondissement toute maladie qui, en raison de sa gravité ou des soins particuliers qu'elle comporte, ne saurait être traitée qu'à l'hôpital.

En cas de difficultés, il prend les ordres de son commandant d'arrondissement.

Lorsqu'il y a lieu d'envoyer un militaire de l'arme à l'hôpital militaire le plus voisin, le médecin délivre un certificat à cet effet, indiquant la nature de la maladie. Ce certificat est joint au billet d'hôpital délivré et signé par le commandant de la gendarmerie de la résidence (1).

Tout gendarme atteint de tuberculose pulmonaire ouverte doit être maintenu à l'hôpital jusqu'au règlement définitif de sa situation militaire et sa radiation des contrôles. (Service intérieur, art. 120.)

Blessures et accidents. — Le commandant d'arrondissement assure l'exécution des prescriptions du décret sur l'organisation et le service de la gendarmerie en transmettant, sans aucun retard, au commandant de la compagnie, avec ses observations, les procès-verbaux ou les certificats d'origine de blessures et de maladies détachés du registre à souche spécial.

Avant l'expiration d'une année, à compter du jour de la blessure, les blessés qui ne se considèrent pas comme guéris feront constater par un médecin militaire que les effets desdites blessures subsistent encore. Cette constatation sera renouvelée d'année en année. Le soin de faire procéder aux visites annuelles incombe au chef de légion (2).

En cas d'accidents occasionnés à des militaires par des personnes étrangères à l'armée ou causés par des militaires au préjudice de particuliers, on se conforme aux prescriptions en vigueur. (Service intérieur, art. 119) (3).

Signature des billets d'hôpital. — Les militaires de tout grade de la gendarmerie sont admis dans les hôpitaux militaires à la charge du service de santé. (Art. 196 du règl. sur le service de santé, *B. O.*, É. M., 80e vol.)

Les brigadiers et gendarmes y sont traités comme sous-officiers.

Les billets d'entrée à l'hôpital sont signés par le commandant de la gendarmerie de la résidence (commandant d'arrondissement ou de brigade) (4).

Dans les villes où il n'y a pas de garnison, le commandant

---

(1) Le décret du 29 août 1904, modifiant le règlement du 25 novembre 1889 sur le service de santé, fixe les conditions dans lesquelles les malades peuvent sortir des hôpitaux militaires avant complète guérison.

(2) Décret du 23 août 1903 (*B. O.*, P. R., p. 1286).

(3) Circulaires des 4 novembre 1897 et 12 mars 1902.

(4) La célébration des offices ordinaires des cultes est autorisée dans les hôpitaux.

de la gendarmerie donne l'ordre de visite et signe le billet d'entrée à l'hôpital militaire pour les militaires ou les personnes mentionnées à l'article 203 du règlement sur le service de santé. (Voir le Service intérieur, art. 118.)

Vaccination. Revaccination. Maladies contagieuses. — La loi du 15 février 1902 a rendu obligatoire la vaccination antivariolique au cours de la première année de la vie, ainsi que la revaccination au cours de la onzième et de la vingt et unième année.

Cette loi impose aussi la revaccination en temps d'épidémie variolique aux personnes qui n'ont pas été vaccinées avec succès depuis moins de huit ans.

Le chef de poste s'assure que les prescriptions de cette loi sont régulièrement observées et signale au commandant d'arrondissement les militaires de l'arme qui refuseraient de s'y conformer ou d'y soumettre les membres de leur famille (1).

Il s'assure aussi que les mesures de préservation prescrites (2) sont rigoureusement appliquées par les personnes de la caserne atteintes de tuberculose et qui n'ont pu être évacuées.

Il rend compte au commandant d'arrondissement des négligences qu'il remarque à ce sujet. Il appartient alors à cet officier de faire lui-même dans les ménages, et avec tact, les observations ou recommandations nécessaires. (Service intérieur, art. 121.)

Médicaments. — Le prix des médicaments fournis aux sous-officiers, brigadiers ou gendarmes ou à leurs familles doit, à moins que la masse de secours ne soit absolument insuffisante, ou d'abus constatés par le conseil d'administration, être imputé à cette masse, sur la proposition des conseils d'administration et d'après une autorisation de l'intendant militaire, sous la réserve toutefois que ces médicaments soient compris dans la nomenclature ou le tarif établis par note ministérielle pour l'évaluation des médicaments à délivrer dans ces conditions.

Les familles des militaires de la gendarmerie sont autorisées à faire usage, le cas échéant, du sérum antidiphtérique, dont chaque ville de garnison possède un dépôt.

Le sérum antidiphtérique est délivré gratuitement sur la présentation d'un bon nominatif établi et signé par un médecin militaire.

Dans les localités dépourvues d'approvisionnement de sé-

---

(1) Circulaire ministérielle du 17 février 1904 (*Mémorial* et *B. O.*, P. R., p. 112).

(2) Circulaire ministérielle du 30 mai 1904 (*Mémorial* et *B. O.*, P. R., p. 663).

rum, les chefs de brigade doivent connaître, d'après les indications des généraux commandant les corps d'armée, les établissements auxquels doivent être adressées les demandes télégraphiques que les médecins militaires ou, à leur défaut, les médecins civils établissent pour obtenir l'envoi gratuit du sérum et, s'il y a lieu, d'une seringue spéciale ; en cas d'urgence, le sérum est acheté chez le pharmacien le plus voisin et remboursé par la masse de secours.

Des récompenses consistant en lettres d'éloges officiels, médailles et décorations sont accordées aux pharmaciens qui donnent gratuitement des médicaments à la gendarmerie. (Circulaire ministérielle du 17 mars 1900 et art. 122 du Service intérieur.)

Les brigades sont autorisées à accepter, lorsqu'il y a lieu, et après approbation du chef de légion, les allocations votées par les municipalités pour couvrir les frais de médicaments du personnel ; mais, dans aucun cas, elles ne peuvent accepter le reliquat des sommes votées et non employées. (Service intérieur, art. 122.)

Paquets de pansement. — Les paquets de pansement du service courant et du service de réserve, qui constituent deux approvisionnements distincts, sont confiés aux chefs de brigade, qui demeurent responsables de leur entretien.

La note ministérielle du 27 juin 1894 indique les dispositions à prendre pour leur conservation, leur remplacement et leur emploi.

Ceux du service courant sont distribués et portés par les gendarmes dans les services où on pourrait redouter les accidents, blessures, etc. Ils sont, après le service, restitués au chef de brigade.

En outre, un paquet du service courant est emporté dans tout service normal hors la résidence par le plus ancien des militaires participant à ce service (1).

Dans chaque brigade, il doit y avoir un exemplaire autographié d'une notice rédigée par un médecin militaire pour indiquer l'utilisation judicieuse des divers éléments dont se compose le paquet de pansement.

Chaque arrondissement dispose de quelques paquets de pansement pour les théories. (Service intérieur, art. 123.) (1).

Surveillance de la propreté personnelle. — Outre la surveillance de propreté que le commandant de brigade exerce sur la tenue en général, il veille à ce que ses subordonnés obser-

---

(1) Circulaire ministérielle du 6 juin 1905.

Le tissu imperméable ne figurera plus désormais dans la composition des paquets de pansement individuel, si ce n'est comme enveloppe de protection. (Circ. du 5 février 1906.)

vent constamment la plus grande propreté personnelle et se rasent aussi souvent que cela est nécessaire. (Service intérieur, art. 124.)

Obsèques. — A défaut de volonté exprimée par le défunt, comme dans le cas où il n'existerait pas de famille, ou si la famille ne faisait pas connaître son intention, les obsèques sont célébrées conformément au culte auquel appartient le militaire décédé. (Circ. du 24 janvier 1906.)

Masse de secours. — La masse de secours est destinée à venir en aide aux sous-officiers, brigadiers et gendarmes les plus nécessiteux, ou à leur famille. (Décret du 5 décembre 1902, art. 158.)

A toute époque de l'année, les conseils d'administration accordent des secours, principalement pour frais de maladie, dans les limites de 100 francs par homme et par an.

Ils peuvent de même accorder des secours aux familles des militaires de la gendarmerie mariés ou veufs avec enfants, qui sont dans une situation nécessiteuse, pendant toute la durée du traitement de ces militaires dans les hôpitaux. Ce secours est égal à la moitié de la solde de présence. (Décret du 5 décembre 1902, annexe n° 3.)

Récompenses attribuées aux médecins, vétérinaires ou pharmaciens qui donnent des soins ou délivrent gratuitement des médicaments aux militaires de la gendarmerie et à leurs familles. (Circ. minist. du 17 mars 1900.) — Les médecins civils qui ont donné gratuitement, pendant dix ans au moins, leurs soins aux militaires de la gendarmerie, ainsi qu'à leurs familles, et les vétérinaires civils qui ont soigné, sans exiger aucune rétribution, pendant le même laps de temps, les chevaux de l'arme, peuvent être proposés pour recevoir du Ministre une lettre d'éloges officiels conférant le titre de médecin ou de vétérinaire de la gendarmerie.

Mention de cette lettre est faite au *Journal officiel.*

Ces dispositions sont applicables aux pharmaciens civils qui ont délivré gratuitement, pendant la même durée de temps, des médicaments à la gendarmerie.

Après quinze, vingt et vingt-cinq ans de services gratuits, les médecins, pharmaciens et vétérinaires civils peuvent être proposés pour recevoir des médailles de bronze, d'argent ou de vermeil.

Des décorations de l'Instruction publique et du Mérite agricole peuvent aussi être demandées, en petit nombre, en leur faveur.

Après trente ans de gratuité, ceux des praticiens qui ont fait preuve d'un zèle et d'un dévouement méritant une plus haute récompense peuvent être proposés pour la croix de chevalier de la Légion d'honneur.

Les propositions pour les éloges officiels, les diverses médailles et les décorations de l'Instruction publique et du Mérite agricole sont faites au titre du service courant et doivent parvenir au Ministre le 1er juillet de chaque année.

Celles pour la Légion d'honneur sont établies par l'inspecteur général et annexées au livret d'inspection de la légion de gendarmerie.

Ces dernières propositions, accompagnées d'un rapport particulier, sont établies après entente avec l'autorité administrative ; les avis écrits des préfets doivent y être joints.

Les chefs de légion sont tenus de rendre compte des changements survenant dans la situation des médecins, pharmaciens et vétérinaires proposés.

MÉDECIN-MAJOR.

Fonctions spéciales. — Le médecin-major est spécialement chargé du service de santé dans toutes les brigades de la compagnie de la Seine. (Art. 34 du Service intérieur.)

Rapport sanitaire. — Il adresse chaque jour, au chef de légion, un rapport général résumant l'état sanitaire des différentes casernes de Paris et de la banlieue et rend compte, nominativement, de la situation des malades auprès desquel il a été appelé.

Ce rapport général est visé par le commandant de la compagnie. (Art. 35.)

Soins gratuits. — Il est tenu de donner des soins gratuits, non seulement à tous les officiers, sous-officiers, brigadiers et gendarmes qui les réclament, mais encore à leurs femmes et à leurs enfants. (Art. 36.)

Visite des gendarmes à l'hôpital. — Il visite aussi fréquemment que possible, au moins deux fois chaque mois, les militaires de la compagnie qui se trouvent aux hôpitaux. Il assiste aux opérations majeures. (Art. 37.)

Hommes impropres au service de l'arme. — Il signale au commandant de la compagnie les hommes qu'il reconnaît impropres au service de l'arme pour cause de maladie chronique ou d'infirmités. (Art. 38.)

Eaux thermales. — Il délivre des certificats de visite aux hommes proposés pour des congés de convalescence ou pour les eaux thermales.

Il tient note des effets consécutifs éprouvés par suite des traitements subis, soit dans les hôpitaux, soit dans les établissements thermaux. (Art. 39.)

Examen des militaires proposés pour la gendarmerie. — Il visite les militaires qui se présentent pour être admis ou réadmis dans la gendarmerie, et constate leur aptitude par des certificats motivés

Cette visite ne peut avoir lieu que sur l'ordre du commandant de la compagnie et en sa présence. (Art. 40.)

Visite des nouveaux admis. — Il visite également, et d'après les ordres de cet officier supérieur, les militaires nouvellement arrivés à la compagnie, lors même qu'ils sont tirés directement des corps de troupe, et s'assure qu'ils ne sont atteints d'aucune infirmité ou difformité qui les rende impropres au service de l'arme. (Art. 41.)

Inspection des boîtes de secours dans les casernes. — Il surveille l'entretien des boîtes de secours et pourvoit, par les moyens réglementaires, au renouvellement ou au remplacement des médicaments déposés dans les casernes du corps. (Art. 42.)

Certificats de visite des hommes blessés. — Il dresse des certificats circonstanciés de visite pour les hommes blessés dans un service commandé, par accident, ou par quelque circonstance que ce soit. (Art. 43) (1.)

Registre analytique. — Il tient un registre analytique de toutes les opérations auxquelles il est appelé à concourir par la nature de son service.

Ce registre est arrêté au dernier jour de chaque trimestre par le commandant de la compagnie. (Art. 44.)

Cas de trouble et prise d'armes. — En cas de trouble ou de prise d'armes, il prend les ordres du chef de légion. (Art. 45.)

L'état récapitulatif qui figure, sous le n° 102, dans la collection des modèles annexés au règlement sur l'administration et la comptabilité des corps de la gendarmerie doit présenter, pour chaque brigade de la même compagnie, le relevé des sommes dépensées pendant un trimestre.

Chaque proposition est accompagnée des ordonnances de médecin et des mémoires des pharmaciens et hôpitaux civils ou militaires. (Circulaire ministérielle du 20 novembre 1863.)

Une lettre ministérielle en date du 28 novembre 1893 fait connaître que les dépenses de médicaments continuent à être approuvées par les intendants militaires.

(1) Les certificats sont établis sur un registre à souches. (Circ. minist. du 19 mars 1902.) La dépense de ce registre est à la charge des frais de bureau des trésoriers. (Circ. minist. du 21 juillet 1902.)

Extrait de la circulaire du Ministre de la guerre, aux intendants militaires, relative à la justification et au paiement des fournitures de médicaments faites aux militaires de la gendarmerie.

31 mars 1869.

Monsieur l'Intendant, l'article 269 du décret du 18 février 1863 (1) a posé en principe que le prix des médicaments fournis aux sous-officiers, brigadiers et gendarmes et à leurs familles pourrait être imputé à la masse de secours, sur la proposition des conseils d'administration et d'après l'autorisation spéciale du Ministre.

Pour l'application de ce principe, une circulaire du 31 mai de la même année a tracé aux chefs de légion la marche à suivre pour régler la fourniture des médicaments sur les bases d'une économie bien entendue et pour uniformiser les moyens d'exécution.

A cet effet, les conseils d'administration ont été invités :

1° A rechercher les moyens d'équilibrer sur tous les points les prix des médicaments en les faisant prendre soit dans les hôpitaux militaires ou les hospices civils le plus à proximité des brigades; soit, à défaut d'établissements hospitaliers, chez les pharmaciens qui consentiraient à les fournir à des prix réduits et aussi rapprochés que possible du tarif des hôpitaux; soit, enfin, dans les localités dépourvues de pharmaciens, chez les médecins cantonaux qui sont autorisés à préparer ces médicaments avec les matières premières fournies, sur leur demande, par les pharmacies centrales ;

2° A faire connaître aux brigades que, par médicaments, il faut entendre seulement certaines plantes médicinales et les matières premières brutes ou soumises à des préparations pharmaceutiques, à l'exclusion des articles d'herboristerie, des sucres, sirops (autres que les sirops officinaux), pâtes, gommes et autres objets de cette espèce qui doivent rester à la charge des militaires de l'arme ;

3° Enfin, à veiller à ce que toutes les brigades participent, dans de justes proportions, à la fourniture gratuite des médicaments, tout en écartant des mémoires produits par elles les articles qui, n'étant pas des médicaments proprement dits, seraient de nature à être rejetés des comptes de gestion.

Quant à la forme dans laquelle les demandes d'imputation doivent être établies, elle a été déterminée par une décision du 20 novembre 1863, prescrivant l'emploi d'un état récapitu-

(1) C'est aujourd'hui l'article 158 du décret du 5 décembre 1902.

latif. Cet état doit présenter, pour chaque brigade, le relevé des sommes dépensées pendant un trimestre et, en outre, être accompagné des ordonnances de médecin et des mémoires des pharmaciens et hôpitaux civils ou militaires.

Il a été prescrit, en outre, aux conseils d'administration, de payer les pharmaciens à l'expiration de chaque trimestre, immédiatement après leur vérification des factures de médicaments fournis aux brigades, sauf à régler le compte des parties prenantes après l'approbation définitive des relevés trimestriels.

Telles sont, en résumé, les instructions données aux chefs de légion pour assurer le fonctionnement du service de la fourniture des médicaments aux brigades.

Quant à la régularisation des dépenses, je m'étais réservé la vérification des relevés trimestriels jusqu'au moment de la complète réglementation de cette partie du service de santé. Aujourd'hui que mes instructions sont bien comprises par les conseils d'administration et que ce service fonctionne partout d'une manière uniforme, rien ne s'oppose à ce que le contrôle en soit placé désormais dans vos attributions.

En conséquence, je vous charge d'arrêter définitivement, en mon nom, les dépenses de médicaments fournis aux sous-officiers, brigadiers et gendarmes de votre division et à leurs familles, à compter du 1er trimestre 1869.

Le Président du conseil, Ministre de la guerre, à M. le Général commandant le 2e corps d'armée, à Amiens.

Paris, le 16 mai 1890.

Mon cher Général, vous m'avez transmis, accompagné de plusieurs pièces, un rapport relatif à la divergence d'interprétation à laquelle a donné lieu, dans la compagnie de gendarmerie de la Somme, le mode d'imputation des médicaments composés de deux substances dont une seule est à la charge de la masse de secours.

La circulaire ministérielle du 31 mars 1869, rappelée dans une lettre adressée par votre intermédiaire à M. l'intendant militaire de votre région, le 5 septembre 1884, pose en principe que le prix des médicaments rentrant dans cette catégorie doit être intégralement payé par la masse de secours.

Cette circulaire est toujours en vigueur. La note ministérielle du 23 juin 1889 n'indique pas qu'elle soit abrogée; cette note n'a eu, en effet, d'autre objet que de remplacer l'ancienne nomenclature du 17 novembre 1866 par une nouvelle plus en rapport avc les progrès de la médecine, et, si elle spécifie que le prix des médicaments marqués d'un R doit être seul supporté par la masse de secours, il ne faut entendre par là que les médicaments simples à l'exclusion des médicaments composés, dont l'imputation reste déterminée par la circulaire précitée du 31 mars 1869.

Je vous prie de vouloir bien adresser des instructions en conséquence à M. l'intendant militaire, ainsi qu'au chef de la 2e légion de gendarmerie.

Pour le Ministre et par son ordre :
Le Général directeur,
Signé : KERMARTIN.

Note ministérielle relative à la livraison, à titre remboursable, de médicaments et objets de pansement aux officiers, assimilés et employés militaires, ainsi qu'aux sous-officiers mariés.

Paris, le 28 juillet 1891.

Le Président du conseil, Ministre de la guerre, a décidé que les officiers, assimilés et employés militaires, ainsi que les sous-officiers mariés, seraient autorisés à tirer, à charge de remboursement, dans l'hôpital militaire du lieu où ils résident, les médicaments et objets de pansement qui leur sont nécessaires pour eux et leurs ménages.

Les médicaments seront délivrés sur la présentation d'un bon nominatif (mod. n° 95) prescrit, établi et signé par un médecin militaire et visé, pour exécution, par le médecin-chef de l'hôpital.

Les médicaments qui figurent dans la nomenclature générale du service de santé pourront seuls être prescrits, sous leur dénomination réglementaire, et toujours à dose médicamenteuse.

Les substances suivantes ne seront délivrées que si elles font partie d'un mélange ou d'une prescription composée : alcool, axonge, café, cire jaune, huile d'olive et d'arachide, huiles volatiles de citron, de menthe et de térébenthine, sirops de Tolu, d'oranges amères, simple et tartrique, sucre, thé, vin rouge, vin blanc, vin de Banyuls.

On ne délivrera ni eaux minérales, ni eau de Seltz, ni tisanes préparées.

Les formules des préparations extemporanées devront être aussi simples que possible; on emploiera de préférence celles du formulaire pharmaceutique des hôpitaux militaires, qui pourront être désignées par leurs titres seulement.

Les bons devront être déposés à l'hôpital dans la matinée, et les médicaments seront délivrés à l'heure de la visite du soir.

Les bons seront décomptés au prix de la nomenclature par le pharmacien; l'officier d'administration gestionnaire en recevra le montant, y inscrira la mention du versement, et délivrera un reçu.

Sur la nouvelle présentation du bon, revêtu de la mention du versement, le pharmacien délivrera les médicaments.

Les objets de pansement seront délivrés dans les mêmes conditions.

MM. les gouverneurs militaires de Paris et de Lyon, et MM. les généraux commandant les corps d'armée adresseront au Ministre des propositions spéciales en vue d'obtenir l'autorisation de faire délivrer des médicaments par les infirmeries régimentaires dans les forts et les camps éloignés de toute pharmacie civile.

Les bandages herniaires, les jambes de bois, les béquilles, les lunettes, les genouillères, les bas élastiques et autres objets de même nature sont délivrés gratuitement, à titre de première mise ou à titre de remplacement : 1° aux militaires de l'armée active traités dans les hôpitaux, soit pendant leur séjour à l'hôpital, soit au moment de leur sortie, sur des bons nominatifs établis par les médecins traitants; 2° aux sous-officiers, caporaux et soldats présents dans les corps, sur des bons établis par les médecins-majors des corps et visés par le chef de corps; 3° aux militaires isolés, sur des bons établis par le médecin chargé de les visiter, et visés par le commandant d'armes. (Art. 225 du règlement du 25 novembre 1889 sur le service de santé.)

L'achat de bas élastiques, de bandages herniaires et de genouillères est également autorisé, dans la gendarmerie, au compte de la masse de secours. (Annexe n° 3 du règlement du 5 décembre 1902.)

Note ministérielle relative à la délivrance du sérum antidiphtérique aux militaires de la gendarmerie et à leurs familles.

Paris, le 7 octobre 1895.

Les ressources en sérum antidiphtérique mises gratuitement par l'Institut Pasteur à la disposition du service de santé de l'armée ont permis de constituer dans chaque ville de garnison un dépôt de ce produit suffisant pour qu'il soit possible d'en faire bénéficier, le cas échéant, les militaires de la gendarmerie et leurs familles.

Quant aux brigades de gendarmerie des localités non pourvues d'approvisionnements de sérum, MM. les généraux commandant les corps d'armée sont priés de leur indiquer les établissements auxquels devront être adressées les demandes télégraphiques que les médecins militaires (ou à leur défaut les médecins civils) établiront pour obtenir l'envoi gratuit du sérum, et, s'il y a lieu, d'une seringue spéciale.

Ce n'est, par suite, qu'en cas d'urgence absolue, ou d'insuffisance momentanée des approvisionnements constitués dans les garnisons, qu'il pourra être fait usage du sérum acheté dans les pharmacies locales : ces dépenses d'achats seront supportées par la masse de secours, et l'addition ci-après sera faite en conséquence à la nomenclature du 23 juin 1889 des médicaments à délivrer à la gendarmerie :

Sérum antidiphtérique R., la dose de 10 gr., 3 francs.
Sérum antidiphtérique R., la dose de 20 gr., 6 francs.

Le Ministre rappelle à cette occasion que, conformément à l'avis exprimé par le comité technique de santé, l'usage de tout sérum ne provenant pas de l'Institut Pasteur ou, à défaut, d'une faculté de médecine, est formellement interdit dans l'armée.

Nota. — Le prix des médicaments marqués d'un R, sur cette nomenclature, sera seul imputé à la masse de secours. Les autres resteront à la charge des parties prenantes. (Note ministérielle du 23 juin 1889 mais il ne faut entendre par là que les médicaments simples, à l'exclusion des médicaments composés, dont l'imputation reste déterminée par la circulaire du 31 mars 1869. (Circulaire du 16 mai 1890.)

Nomenclature et tarif des médicaments à fournir aux militaires de la gendarmerie et à leurs familles et qui ne peuvent être tirés des hôpitaux militaires.

Sont seuls imputables à la masse de secours les médicaments numérotés et marqués de la lettre R dans le tableau ci-dessous.

NUMÉROS de la nomenclature	DÉNOMINATION DES MÉDICAMENTS. (1)	QUANTITÉS diverses.	PRIX.	QUANTITÉS diverses.	PRIX.	500 grammes.	250 grammes.	100 grammes.	30 grammes.	10 grammes.	5 grammes.	1 gramme.	0 gr. 50	0 gr. 10
			fr. c.		fr. c.	fr. c.	fr. c.	fr. c.	fr. c.	fr. c.	fr. c.	fr. c.	fr. c.	fr. c.
	A													
»	Absinthe, feuilles mondées	»	»	»	»	»	»	0.35	0.15	0.05	»	»	»	»
1	Acétanilide (antifébrine) R.	»	»	»	»	»	»	»	»	1.00	0.60	0.20	0.15	0.10
2	Acétate d'ammoniaque liquide (esprit de Mindererus) R.	»	»	»	»	»	»	»	0.30	0.15	0.10	0.05	»	»
3	— de plomb cristallisé (sel de saturne) R	»	»	»	»	»	»	»	0.10	0.05	»	»	»	»
4	— (sous-) de plomb liquide (extrait de saturne) R.	»	»	»	»	1.20	0.60	0.30	0.10	0.05	»	»	»	»
5	— de potasse R.	»	»	»	»	»	»	»	0.30	0.15	0.10	0.05	»	»
6	Acide acétique cristallisable R.	»	»	»	»	»	»	»	1.00	0.40	0.25	0.10	»	»
7	— arsénieux pulvérisé R.	»	»	»	»	»	»	»	0.50	0.30	0.25	0.20	»	»
8	— azotique (nitrique) pur R.	»	»	»	»	»	»	0.60	0.25	0.10	»	»	»	»
9	— — — du commerce R.	»	»	»	»	»	0.50	0.25	0.10	»	»	»	»	»
10	— — alcoolisé (esprit de nitre dulcif.) R.	»	»	»	»	»	»	»	0.50	0.20	0.10	»	»	»
11	— benzoïque sublimé (de Paris) R.	»	»	»	»	»	»	»	»	»	0.50	0.15	0.10	»
12	— borique en paillettes R.	Kilog.	1.50	»	»	0.80	0.50	0.25	0.10	»	»	»	»	»
	— — pulvérisé	»	»	»	»	»	»	0.50	0.20	0.10	0.05	»	»	»
13	— chlorhydrique (hydrochlorique, muriatique) pur R.	»	»	»	»	»	»	0.50	0.20	»	0.10	»	»	»
14	— chlorhydrique du commerce R.	»	»	»	»	»	»	0.10	»	»	»	»	»	»
15	— chromique cristallisé R.	»	»	»	»	»	»	»	»	»	1.50	0.40	»	»
16	— — en solution (codex) R.	»	»	»	»	»	»	»	»	»	1.00	0.30	»	»
17	— chrysophanique R.	»	»	»	»	»	»	»	»	»	1.00	0.30	»	»
18	— citrique pulvérisé R.	»	»	»	»	»	»	1 00	0.40	0.15	»	»	»	»
19	Acide cyanhydrique (prussique) médicinal. R.	»	»	»	»	»	»	»	»	»	»	0.20	»	»
	— lactique	»	»	»	»	»	»	»	1.20	0.50	0.30	0.10	»	»
20	— phénique (phénol), cristallisé R.	»	»	»	»	3.00	1.60	0.90	0.50	0.20	0.10	»	»	»
21	— — liquide ordinaire R.	Kilog.	1.50	»	»	0.80	0.56	0.25	0.10	»	»	»	»	»
22	— picrique R.	»	»	»	»	»	»	1.50	0.60	0.30	0.20	0.10	»	»
23	— salicylique pur R.	»	»	»	»	»	»	»	1.50	0.60	0.40	0.10	»	»
24	— sulfurique pur R.	»	»	»	»	»	»	0.50	0.20	0.10	»	»	»	»
25	— — du commerce R.	»	»	»	»	»	»	0.15	»	»	»	»	»	»
26	— — alcoolisé (eau de Rabel) R.	»	»	»	»	»	»	»	»	0.20	0.10	»	»	»
27	— tartrique pulvérisé R.	»	»	»	»	»	»	»	0.25	0.10	»	»	»	»
	— thymique (thymol) cristallisé	»	»	»	»	»	»	»	2.75	1.00	0.60	0.20	0.10	»
	— valérianique cristallisé	»	»	»	»	»	»	»	»	»	»	0.50	0.30	0.10
28	Aconitine cristallisée R.	1 centig.	0.40	»	»	»	»	»	»	»	»	»	»	1.75
29	— amorphe R.	Id.	0.20	»	»	»	»	»	»	»	»	»	»	0.75
30	Adrénaline R.	»	»	»	»	»	»	»	»	6.00	3.50	0.75	»	»
31	Agaric blanc pulvérisé R.	»	»	»	»	»	»	»	»	0.15	0.10	»	»	»
32	Alcool rectifié à 90° R.	Litre 1/2 litre	8.50 4.50	»	»	5.00	2.00	1.20	0.40	0.20	0.10	»	»	»
33	Alcoolat de cochléaria composé R.	Litre. 1/2 litre.	8.50 4.50	»	»	5.00	3.00	1.50	0.60	0.20	0.10	»	»	»
	— de Fioravanti ou térébenthine composée, baume de Fioravanti	Litre. 1/2 litre.	10.50 5.50	»	»	6.00	3.25	1.50	0.60	0.20	0.10	»	»	»
34	— de mélisse composé (eau de mélisse des Carmes) R.	Litre. 1/2 litre.	10.50 5.50	Flacon.	0.65	6.00	3.25	1.50	0.60	0.20	0.10	»	»	»
35	Alcoolatures d'aconit, de belladone, de datura et autres plantes indigènes R.	»	»	»	»	»	»	»	1.00	0.40	0.25	0.10	»	»
36	Aloès succotrin pulvérisé R.	»	»	»	»	»	»	»	0.40	0.20	0.10	0.05	»	»
37	Alun (sulf. d'alumine et de potas.) pulvérisé R.	»	»	»	»	»	»	0.25	0.10	»	»	»	»	»
38	— — — calciné R.	»	»	»	»	»	»	»	0.25	0.15	0.05	»	»	»
39	Amadou (agaric de chêne) R.	»	»	»	»	»	»	»	0.40	0.15	0.10	»	»	»
40	Amidon pulvérisé R.	Kilog.	1.50	»	»	0.80	0.40	0.20	0.10	»	»	»	»	»
41	Ammoniaq. liquide (alcali volatil ordinaire) R.	»	»	»	»	1.00	0.60	0.30	0.10	0.05	»	»	»	»
	— — (— — pur)	»	»	»	»	»	»	»	0.30	0.10	»	»	»	»
42	Analgésine (antipyrine diméthyloxyquinizine) R	»	»	»	»	»	»	»	3.00	1.00	0.60	0.20	0.15	»
43	Anis vert R.	»	»	»	»	»	»	0.35	0.15	0.10	»	»	»	»
44	Antimoine diaphorétique (antimoniaque de potasse, oxyde blanc d'antimoine) R.	»	»	»	»	»	»	»	»	0.25	0.15	0.10	»	»
	Armoise, feuilles mondées	»	»	»	»	»	»	0.35	0.15	0.10	0.05	»	»	»
	Arnica, fleurs	»	»	»	»	»	»	»	0.30	0.10	0.05	»	»	»

(1) Les prix indiqués sont des maxima ; les commandants de compagnie et d'arrondissement doivent chercher à obtenir les plus forts rabais possibles.

NUMÉROS de la nomenclature	DÉNOMINATION DES MÉDICAMENTS.	QUANTITÉS diverses.	PRIX.	QUANTITÉS diverses.	PRIX.	500 grammes.	250 grammes.	100 grammes.	30 grammes.	10 grammes.	5 grammes.	1 gramme.	0 gr. 50	0 gr. 10
			fr. c.		fr. c.	fr. c.	fr. c.	fr. c.	fr. c.	fr. c.	fr. c.	fr. c.	fr. c.	fr. c.
	Arrhénal (méthylarséniate de soude).........	»	»	»	»	»	»	»	»	»	3.00	0.75	0.50	0.15
	Arséniate d'ammoniaque....................	»	»	»	»	»	»	»	»	»	0.75	0.25	»	»
	— d'antimoine..........................	»	»	»	»	»	»	»	»	»	0.75	0.25	»	»
45	— de fer.......................... R.	»	»	»	»	»	»	»	»	»	0.75	0.25	»	»
	— de potasse..........................	»	»	»	»	»	»	»	»	»	0.50	0.20	»	»
46	— de soude.......................... R.	»	»	»	»	»	»	»	»	»	0.50	0.20	»	»
	Assa fœtida pulvérisée....................	»	»	»	»	»	»	»	0.60	0.25	0.15	0.10	»	»
47	Atropine et ses sels (à l'exception du valérianate)............................ R.	1 centig.	0.15	»	»	»	»	»	»	»	»	»	»	0.70
48	Axonge lavée, ou benzinée, ou populinée.. R.	»	»	»	»	»	1.20	0.60	0 20	0.10	»	»	»	»
49	Azotate d'aconitine (nitrate d')........... R.	1 centig. 1 millig.	0.40 0.20	»	»	»	»	»	»	»	»	»	»	1.75
50	— — d'argent cristal ou fondu. R.	»	»	»	»	»	»	»	»	3.00	1.75	0.40	0.25	0.10
51	— — (sous-) de bismuth (très variable)................ R.	»	»	»	»	»	»	5.00	2.00	0.75	0.40	0.10	»	»
52	— — (sous-deuto-) de mercure (turbith nitreux)......... R.	»	»	»	»	»	»	»	»	0.50	0.30	0.15	0.10	»
53	— — (deuto-) de mercure liquide concentré (nitrate acide de mercure).......... R.	»	»	»	»	»	»	»	»	0.30	0.20	0.10	»	»
54	— — de pilocarpine (variable) R.	1 centig.	0.25	»	»	»	»	»	»	»	»	»	3.50	0.90
55	— — de potasse (sel de nitre) pulvérisé............ R.	»	»	»	»	»	»	0.35	0.15	0.10	»	»	»	»
	B													
56	Baies de genièvre....................... R.	»	»	»	»	0.70	0.40	0.20	0.10	0.10	»	»	»	»
57	Bain de Barèges artificiel, à l'hydrosulfate de soude.............................. R.	le bain	1.00	»	»	»	»	»	»	»	»	»	»	»
58	Bain sulfureux liquide.................. R.	Id.	0.50	»	»	»	»	»	»	»	»	»	»	»
59	Basilicum, onguent...................... R.	»	»	»	»	»	»	0.50	0.20	0.10	»	»	»	»
60	Baudruche gommée...................... R.	0m,10 0m,05	0.30 0.20	»	»	»	»	»	»	»	»	»	»	»
	Baume du Commandeur (teinture balsamique)	»	»	»	»	»	»	1.50	0.55	0.20	0.10	»	»	»
61	— de copahu...................... R.	»	»	»	»	»	»	1.50	0.50	0.20	0.10	»	»	»
	— — solidifié..................	»	»	»	»	»	»	1.75	0.60	0.25	»	»	»	»
62	— Opodeldoch solide.............. R.	flacon 1/2 flac.	1.40 0.80	»	»	»	»	»	»	»	»	»	»	»
	— de Tolu (variable)..................	»	»	»	»	»	»	»	1.20	0.50	0.30	0.20	»	»
63	— tranquille...................... R.	»	»	»	»	»	1.50	0.75	0.25	0.10	»	»	»	»
64	Belladone, feuilles mondées............. R.	»	»	»	»	»	»	0.50	0.25	0.10	»	»	»	»
	Benjoin..	»	»	»	»	»	»	»	0.60	0.25	0.15	»	»	»
	Benzoate d'ammoniaque, de chaux, de soude ou autres, sauf de gaïacol et de lithine	»	»	»	»	»	»	»	2.70	1.00	0.60	0.20	0.10	»
65	— de lithine.................... R.	»	»	»	»	»	»	»	3.50	1.25	0.75	0.25	0.15	»
66	— de soude..................... R.	»	»	»	»	»	»	»	1.50	0.60	0.40	0.10	»	»
66bis	Benzonaphtol.............................. R.	»	»	»	»	»	»	»	1.50	0.60	0.40	0.10	»	»
67	Beurre de cacao........................ R.	»	»	»	»	»	»	1.50	0.50	0.20	»	»	»	»
68	Bicarbonate de soude (sel de Vichy) pulvér. R.	kilog.	1.50	»	»	0.80	0.50	0.25	0.15	0.05	»	»	»	»
	Biscuit vermifuge............................	la pièce.	0.50	»	»	»	»	»	»	»	»	»	»	»
69	Bleu de méthylène pur.................. R.	»	»	»	»	»	»	»	»	»	1.50	0.40	0.25	»
70	Borate de soude (borax) pulvérisé........ R.	»	»	»	»	»	1.20	0.60	0.25	0.10	»	»	»	»
71	Bouillon blanc (Molène), feuilles.......... R.	»	»	»	»	»	»	0.35	0.15	0.10	0.05	»	»	»
72	— — fleurs.......... R.	»	»	»	»	»	»	0.90	0.30	0.10	»	»	»	»
73	Bourgeons de sapin du Nord............. R.	»	»	»	»	»	»	0.50	0.20	0.10	»	»	»	»
	Bourrache, feuilles	»	»	»	»	»	»	0.35	0.15	0.10	0.05	»	»	»
74	— fleurs........................ R.	»	»	»	»	»	»	0.90	0.30	0.10	»	»	»	»
	Bromure de camphre (camphre monobromé).	»	»	»	»	»	»	»	»	1.00	0.60	0.20	»	»
75	— de potassium (variable)......... R.	»	»	»	»	»	»	2.00	1.75	0.30	0.20	0.10	»	»
76	— de sodium (variable)............ R.	»	»	»	»	»	»	»	1.20	0.50	0.30	0.10	»	»
	C													
77	Cachou pulvérisé....................... R.	»	»	»	»	»	»	»	0.30	0.10	»	»	»	»
78	Cacodylate de fer....................... R.	»	»	»	»	»	»	»	»	»	2.50	0.60	0.40	0.20
79	— de soude..................... R.	»	»	»	»	»	»	»	»	»	»	0.50	0.30	»
80	Caféine.. R.	»	»	»	»	»	»	»	»	3.00	1.75	0.40	0.25	»
81	Calomel à la vapeur (protochlorure de merc.) R.	»	»	»	»	»	»	»	1.80	0.75	0.50	0.15	»	»
82	Camomille, fleurs........................ R.	»	»	»	»	»	»	0.75	0.25	0.10	»	»	»	»
83	Camphre (très variable)................ R.	»	»	»	»	»	»	1.20	0.50	0.20	0.15	»	»	»
84	Capillaire de Montpellier................ R.	»	»	»	»	»	»	0.60	0.20	0.10	»	»	»	»
»	Capsules de bromure de camphre..........	les 10	0.75	les 20	1.20	»	»	»	»	»	»	»	»	»

NUMÉROS de la nomenclature	DÉNOMINATION DES MÉDICAMENTS.	QUANTITÉS diverses.	PRIX.	QUANTITÉS diverses.	PRIX.	500 grammes.	250 grammes.	100 grammes.	30 grammes.	10 grammes.	5 grammes.	1 gramme.	0 gr. 50	0 gr. 10
			fr. c.		fr. c.	fr. c.	fr. c.	fr. c.	fr. c.	fr. c.	fr. c.	fr. c.	fr. c.	fr. c.
85	Capsules gélatineuses de copahu, de copahu et cubèbe, et analogues....... R.	les 10	0.40	les 50 les 100	1.50 2.50	»	»	»	»	»	»	»	»	»
86	— de créosote de hêtre............. R.	Id.	0.40	les 50 les 100	1.50 3.00	»	»	»	»	»	»	»	»	»
	— d'essence de térébenthine...........	Id.	0.30	les 50 les 100	1.00 1.50	»	»	»	»	»	»	»	»	»
87	— d'éther......................... R.	Id.	0.50	les 50	2.00	»	»	»	»	»	»	»	»	»
88	— d'extrait éthéré de fougère mâle. R.	Id.	2.50	les 20	4.00	»	»	»	»	»	»	»	»	»
89	— de gaïacol...................... R.	Id.	0.75	les 50	2.50	»	»	»	»	»	»	»	»	»
90	— de goudron...................... R.	Id.	0.30	les 50 les 100	1.00 1.50	»	»	»	»	»	»	»	»	»
	— de térébenthine de Venise..........	Id.	0.30	les 50 les 100	1.00 1.50	»	»	»	»	»	»	»	»	»
	Carbonate d'ammoniaque..................	»	»	»	»	»	»	»	0.20	0.10	»	»	»	»
91	— de chaux.................... R.	»	»	»	»	»	1.50	0.75	0.25	0.10	»	»	»	»
92	— (sous-) de fer (safran de mars apéritif, sesquioxyde de fer).... R.	»	»	»	»	»	»	0.90	0.35	0.15	0.10	»	»	»
93	— de lithine..................... R.	»	»	»	»	»	»	»	3.50	1.25	0.75	0.20	»	»
94	— de magnésie.................... R.	»	»	»	»	»	»	0.75	0.25	0.10	»	»	»	»
95	Centaurée (petite), sommités............ R.	»	»	»	»	»	»	0.50	0.20	0.10	»	»	»	»
96	Charbon végétal pulvérisé............... R.	»	»	»	»	»	1.50	0.75	0.25	0.10	»	»	»	»
97	Chiendent coupé......................... R.	»	»	»	»	»	1.00	0.30	0.10	»	»	»	»	»
98	Chloral hydraté (hydrate de chloral)...... R.	»	»	»	»	»	»	3.00	1.20	0.50	0.30	0.10	»	»
99	Chlorate de potasse..................... R.	»	»	»	»	»	»	0.90	0.30	0.15	0.10	»	»	»
100	Chlorhydrate d'ammoniaque (chlorure d'ammonium, sel ammoniac blanc pulvérisé).............. R.	»	»	»	»	»	»	0.90	0.30	0.15	0.10	»	»	»
101	— de cocaïne (variable) ...... R.	5 centig.	0.30	»	»	»	»	»	»	»	»	2.50	1.50	0.40
102	— de morphine (très variable). R.	Id.	0.15	»	»	»	»	»	»	»	»	1.50	0.90	0.25
103	— de quinine (neutre ou acide) R.	»	»	»	»	»	»	»	19.00	4.00	2.50	0.60	0.40	0.10
104	Chlorhydro-phosphate de chaux.......... R.	»	»	»	»	»	»	2.50	1.00	0.40	0.25	0.10	»	»
105	Chloroforme............................. R.	»	»	»	»	»	»	2.50	1.00	0.40	0.25	0.10	»	»
106	— pur anesthésique............ R.	»	»	»	»	»	»	4.00	1.75	0.70	0.40	»	»	»
107	Chlorure de sodium pur (sel marin)..........	»	»	»	»	»	»	»	0.70	0.25	0.15	»	»	»
108	— de soude liquide (hypochlorite de soude, liqueur de Labarraque) R.	litre. 1/2 litre.	1.50 0.75	»	»	0.75	0.40	0.20	0.10	»	»	»	»	»
109	— de zinc, pur................. R.	»	»	»	»	»	»	3.00	1.20	0.50	0.30	0.10	»	»
110	— — liquide pour désinfections R.	litre. 1/2 litre.	2.00 1.20	kilogr.	1.25	1.00	0.60	0.30	»	»	»	»	»	»
	Cigarettes médicinales (arsénicales, de belladone, de datura stramonium, etc.)..........	la pièce. les 10.	0.10 0.75	»	»	»	»	»	»	»	»	»	»	»
111	Citrate de fer ammoniacal en paillettes... R.	»	»	»	»	»	»	»	1.20	0.50	0.30	0.10	»	»
112	— de magnésie vrai.................. R.	»	»	»	»	»	»	1.50	0.60	0.25	»	»	»	»
113	Codéine et ses sels (variables)............ R.	5 centig	0.30	»	»	»	»	»	»	»	»	3.00	1.75	0.50
114	Collodion (élastique ou non).............. R.	»	»	»	»	»	»	1.75	0.70	0.25	0.20	»	»	»
	Coquelicot, fleurs (variable)................	»	»	»	»	»	»	1.00	0.40	0.15	»	»	»	»
	Coton iodé..................................	»	»	»	»	»	»	»	2.00	0.80	0.05	»	»	»
	Crème de tartre (bitartrate de potasse (pulvér.)	»	»	»	»	»	1.75	0.80	0.25	0.10	»	»	»	»
	Créoline....................................	»	»	»	»	»	»	0.50	0.20	»	»	»	»	»
115	Créosote de bois de hêtre................ R.	»	»	»	»	»	»	»	1.50	0.60	0.40	0.15	»	»
	D													
116	Décoction blanche de Sydenham.......... R.	litre 1/2 litre.	1.75 1.00	»	»	1.00	0.70	0.50	»	»	»	»	»	»
	Dermatol (gallate basique de bismuth).......	»	»	»	»	»	»	»	3.50	1.25	0.75	0.20	0.15	»
117	Diascordium, électuaire.................. R.	»	»	»	»	»	»	»	0.60	0.25	0.15	»	»	»
118	Digitale pourprée, feuilles mondées....... R.	»	»	»	»	»	»	»	»	0.20	0.10	»	»	»
	E													
119	Eau blanche (codex)..................... R.	litre. 1/2 litre.	0.50 0.30	»	»	0.30	0.20	0.10	»	»	»	»	»	»
120	— de chaux.......................... R.	litre. 1/2 litre	0.50 0.30	»	»	0.30	0.20	0.15	»	»	»	»	»	»
121	— chloroformée saturée.............. R.	litre. 1/2 litre.	3.00 1.60	»	»	1.60	1.00	0.50	0.25	»	»	»	»	»
122	— de goudron....................... R.	litre. 1/2 litre.	0.50 0.30	»	»	0.30	0.20	0.15	»	»	»	»	»	»
	— hémostatique..........................	litre.	3.00	»	»	2.00	1.20	0.60	»	»	»	»	»	»

NUMÉROS de la nomenclature	DÉNOMINATION DES MÉDICAMENTS.	QUANTITÉS diverses.	PRIX	QUANTITÉS diverses.	PRIX.	500 grammes.	250 grammes.	100 grammes.	30 grammes.	10 grammes.	5 grammes.	1 gramme.	0 gr. 50	0 gr. 10
			fr. c.		fr. c.	fr. c.	fr. c.	fr. c.	fr. c.	fr. c.	fr. c.	fr. c.	fr. c.	fr. c.
123	Eau oxygénée médicinale .... R.	litre. 1/2 litre.	7.00 4.00	»	»	4.00	2.25	1.00	0.40	»		»	»	»
124	— — chirurgicale .... R.	litre. 1/2 litre.	5.00 2.75	»	»	2.75	1.50	0.75	0.30	»	»	»	»	»
125	— phéniquée à 5 p. 100 .... R.	litre. 1/2 litre.	1.50 0.80	»	»	0.80	0.50	0.25	«	»	»	»	»	»
	— de Rabel (alcool sulfurique, acide sulfurique alcoolisé)	»	»	«	»	»	»	»	»	0.20	0.10	»	»	»
126	— sédative	litre. 1/2 litre.	0.50 0.30	»	»	0.30	0.20	0.10	»	»	»	»	»	»
127	— de Sedlitz .... R.	bouteill.	0.60	»	»	»	»	»	»	»	»	»	»	»
	— de Seltz	siphon.	0.25	bouteill.	0.30	»	»	»	»	»	»	»	»	»
128	— de-vie allemande (teinture de jalap composée) .... R.	»	»	»	»	»	3.50	1.50	0.60	0.25	0.15	»	»	»
129	— de-vie camphrée (alcool camphré faible). R.	litre. 1/2 litre.	5.00 2.60	»	»	3.00	1 60	0.70	0.25	0.10	»	»	»	»
130	— distillée simple .... R.	litre. 1/2 litre.	0.40 0.25	»	»	0.25	0.15	0.10	»	»	»	»	»	»
131	— distillée de mélisse, de menthe, de tilleul, et autres que celles qui sont ci-après désignées .... R.	»	»	»	»	1.00	0.60	0.80	0.10	0.05	»	»	»	»
132	— — de fleurs d'oranger .... R.	»	»	»	»	1.60	1.00	0.50	0.20	0.10	»	»	»	»
133	— — de laurier-cerise .... R.	»	»	»	«	1.60	1.00	0.50	0.20	0.10	»	»	»	»
134	— — de rose .... R.	»	»	»	»	1.30	0.75	0.40	0.15	0.10	0.05	»	»	»
	Eaux minérales (très variables)													
	Eau minérale naturelle de Soulzmatt (Nessel).	bouteill.	0.70	»	»	»	»	»	»	»	»	»	»	»
	— — de Vals (toutes sources)	Id.	0.75	»	»	»	»	»	»	»	»	»	»	»
	— — de Vichy (Célestins, Grande-Grille, H^te-Rive, Hôpital, Lardy)	Id.	0.75	»	»	»	»	»	»	»	»	»	»	»

NUMÉROS de la nomenclature	DÉNOMINATION DES MÉDICAMENTS.	QUANTITÉS diverses.	PRIX	QUANTITÉS diverses.	PRIX.	500 grammes.	250 grammes.	100 grammes.	30 grammes.	10 grammes.	5 grammes.	1 gramme.	0 gr. 50	0 gr. 10
	Eau minérale naturelle de Vichy (Larbaud, St-Yorre)	bouteill.	0.70	»	»	»	»	»	»	»	»	»	»	»
	— — de Vichy (Parc et Mesdames)	Id.	0.60	»	»	»	»	»	»	»	»	»	»	»
135	Elixir parégorique (teinture d'opium camphrée) .... R.	»	»	»	»	»	»	»	1.20	0.50	0.30	0.10	»	»
136	Emétique (tartrate de potasse et d'antimoine) pulvérisé) .... R.	»	»	»	»	»	»	»	»	0.70	0.40	0.15	0.10	»
137	Ergot de seigle pulvérisé .... R.	»	»	»	»	»	»	»	»	»	0.60	0.25	»	»
138	Ergotine .... R.	»	»	»	»	»	»	»	»	»	1.50	0.40	0.25	»
139	Esérine et ses sels (variable) .... R.	1 centig.	0 50	»	»	»	»	»	»	»	»	»	»	2.50
140	Espèces amères .... R.	»	»	»	»	»	0.80	0.40	0.15	»	»	»	»	»
141	— aromatiques .... R.	»	»	»	»	»	0.80	0.40	0.15	»	»	»	»	»
142	— émollientes .... R.	»	»	»	»	»	0.80	0.40	0.15	»	»	»	»	»
143	— pectorales (fleurs pectorales) .... R.	»	»	»	»	»	1.75	0.75	0.25	0.10	»	»	»	»
144	Ether sulfurique (éther simple) rectifié .... R.	»	»	»	»	»	2.50	1.20	0.50	0.20	0.15	»	»	»
145	— — alcoolisé (liqueur d'Hoffmann) R.	»	»	»	»	»	3.00	1.50	0.60	0.25	0.15	»	»	»
	Eucalyptol	»	»	»	»	»	»	»	2.50	0.90	0.50	0.20	»	»
146	Eucalyptus globulus, feuilles .... R.	»	»	»	»	»	»	0.50	0.20	0.10	»	»	»	»
	— — pulvérisé	»	»	»	»	»	»	»	0.50	0.20	0.15	»	»	»
147	Exalgine (méthylacétanilide) .... R.	»	»	»	»	»	»	»	»	»	2.00	0.50	0.30	»
148	Extrait de belladone .... R.	»	»	»	»	»	»	»	»	0.80	0.50	0.15	0.10	»
149	— de cascara sagrada .... R.	»	»	»	»	»	»	»	»	2.00	1.20	0.30	0.20	»
150	— de convallaria maïalis (muguet) .. R.	»	»	»	»	»	»	»	»	2.00	1.20	0.30	0.20	»
151	— de gentiane .... R.	»	»	»	»	»	»	»	»	0.60	0.40	0.10	»	»
152	— d'hamamélis .... R.	»	»	»	»	»	»	»	»	»	1.20	0.30	0.20	»
153	— d'hydrastis canadensis .... R.	»	»	»	»	»	»	»	»	»	2.00	0.50	0.30	»
154	— d'ipécacuanha .... R.	»	»	»	»	»	»	»	»	»	»	0.90	0.50	0.20
155	— de jusquiame .... R.	»	»	»	»	»	»	»	»	0.80	0.50	0.15	0.10	»
156	— d'opium (ou thébaïque) variable .. R.	»	»	»	»	»	»	»	»	»	2.00	0.50	0.30	»
157	— de quinquina gris mou .... R.	»	»	»	»	»	»	»	2.75	1.00	0.60	0.15	0.10	»
158	— — jaune .... R.	»	»	»	»	»	»	»	»	2.50	1.50	0.35	0.20	»
159	— de ratanhia .... R.	»	»	»	»	»	»	»	»	1.75	1.00	0.25	0.15	»
	— de réglisse	»	»	»	»	»	»	»	»	0.60	0.40	0.10	»	»
160	— de seigle ergoté .... R.	»	»	»	»	»	»	»	»	»	1.50	0.40	0.25	»
161	— de strophantus .... R.	5 centig.	0 30	»	»	»	»	»	»	»	»	»	»	0.50
162	— de valériane .... R.	»	»	»	»	»	»	»	»	0.60	0.40	0.10	»	»
	— fluide de coca	»	»	»	»	»	»	3.00	1.20	0.50	0.30	»	»	»
	— — d'hamamélis	»	»	»	»	»	»	3.50	1.50	0.60	0.40	»	»	»
	— — d'hydrastis canadensis	»	»	»	»	»	»	»	2.00	0.80	0.50	»	»	»
	— — de Kola	»	»	»	»	»	»	3.00	1.20	0.50	0.30	»	»	»

NUMÉROS de la nomenclature.	DÉNOMINATION DES MÉDICAMENTS.	QUANTITÉS diverses.	PRIX.	QUANTITÉS diverses.	PRIX.	500 grammes.	250 grammes.	100 grammes.	30 grammes.	10 grammes.	5 grammes.	1 gramme.	0 gr. 50.	0 gr. 10.
			fr. c.		fr. c.	fr. c.	fr. c.	fr. c.	fr. c.	fr. c.	fr. c.	fr. c.	fr. c.	fr. c.
163	Extrait fluide de quinquina. R.	Dose pour 1 litre de vin.	1.00	»	»	»	»	2.50	1.00	0.40	0.25	»	»	»
	F													
164	Farine de lin. R.	Kilogr.	0.90	»	»	0.50	0.25	»	»	»	»	»	»	»
165	— de moutarde. R.	Id.	1.50	»	»	0.80	0.40	0.20	»	»	»	»	»	»
166	Fer réduit par l'hydrogène. R.	»	»	»	»	»	»	»	»	0.90	0.50	0.15	»	»
167	Formaldéhyde (formol, solution à 40 p. 100). R.	»	»	»	»	4.00	2.50	1.20	0.50	0.20	0.15	»	»	»
	G													
168	Gargarismes (adoucissant, aluné, boraté, détersif et au chlorate de potasse) (codex). R.	»	»	»	»	»	1.00	»	»	»	»	»	»	»
	Gélatine pulvérisée pour bains.	kilogr.	3.00	»	»	1.60	0.80	0.40	0.15	»	»	»	»	»
	Gentiane, racine.	»	»	»	»	»	0.60	0.30	0.10	»	»	»	»	»
	— — pulvérisée.	»	»	»	»	»	»	»	0.20	0.10	»	»	»	»
169	Glycérine blanche à 28 degrés. R.	litre 1/2 litre	3.75 2.00	»	»	1.75	1.00	0.50	0.20	0.10	»	»	»	»
170	Glycérolé d'amidon. R.	»	»	»	»	»	2.50	1.20	0.50	0.20	»	»	»	»
171	Glycérophosphate de chaux. R.	»	»	»	»	»	»	»	2.50	0.90	0.50	0.15	0.10	»
	— — granulé (sucré) R.	»	»	»	»	5.00	3.00	1.50	0.60	»	»	»	»	»
	— de fer.	»	»	»	»	»	»	»	»	2.00	1.20	0.30	0.20	»
172	Gomme ammoniaque pulvérisée. R.	»	»	»	»	»	»	»	»	0.30	0.20	0.10	»	»
173	— arabique (variable). R.	»	»	»	»	»	1.20	0.60	0.20	0.10	»	»	»	»
174	— gutte pulvérisée. R.	»	»	»	»	»	»	»	»	0.50	0.30	0.10	»	»
175	Goudron de Norvège. R.	»	»	»	»	0.75	0.40	0.20	0.10	»	»	»	»	»
176	Gouttes amères de Baumé. R.	»	»	»	»	»	»	»	»	1.00	0.60	0.20	»	»
177	Graine de lin mondée. R.	»	»	»	»	0.60	0.40	0.20	0.10	»	»	»	»	»

NUMÉROS de la nomenclature.	DÉNOMINATION DES MÉDICAMENTS.	QUANTITÉS diverses.	PRIX.	QUANTITÉS diverses.	PRIX.	500 grammes.	250 grammes.	100 grammes.	30 grammes.	10 grammes.	5 grammes.	1 gramme.	0 gr. 50.	0 gr. 10.
178	Granules d'acide arsénieux (ou de dioscoride), d'arséniate d'antimoine, de fer ou de soude, à un milligramme. R.	les 10 les 20	0.30 0.50	les 50 les 100	1.25 2.00	»	»	»	»	»	»	»	»	»
179	— d'aconitine, d'atropine, de digitaline, de valérianate d'atropine, de vératrine, ou de tout autre alcaloïde, à un millig. ou à une dose moindre R.	les 10 les 20	0.50 0.80	les 50 les 100	1.75 3.00	»	»	»	»	»	»	»		»
180	Guimauve, fleurs. R.	»	»	»	»	»	1.50	0.75	0.25	0.10	»	»	»	»
181	— racine coupée. R.	»	»	»	»	1.25	0.70	0.30	0.10	»	»	»	»	»
	H													
	Hamaméline.	»	»	»	»	»	»	»	»	»	»	2.00	1.25	0.40
	Hémoglobine.	»	»	»	»	»	»	»	»	1.00	0.60	0.20	»	»
	Houblon, cônes.	»	»	»	»	»	»	0.60	0.25	0.10	»	»	»	»
	Huile d'amandes douces (variable).	»	»	»	»	»	»	1.00	0.40	0.20	»	»	»	»
182	— de cade, vraie. R.	»	»	»	»	»	»	»	0.30	0.15	»	»	»	»
183	— de camomille. R.	»	»	»	»	»	1.50	0.75	0.25	0.10	»	»	»	»
184	— — camphrée. R.	»	»	»	»	»	1.50	0.75	0.25	0.10	»	»	»	»
185	— de croton tiglium. R.	»	»	»	»	»	»	»	»	2.00	1.20	0.30	0.20	»
186	— de foie de morue blonde ou brune. R.	litre 1/2 litre	4.00 2.10	»	»	2.30	1.25	0.60	0.20	»	»	»	»	»
187	— — créosotée. R.	litre 1/2 litre	5.00 2.75	»	»	3.30	1.75	0.80	0.30	»	»	»	»	»
	— — émulsionnée aux hypophosphites.	litre 1/2 litre	6.00 3.50	»	»	3.50	2.00	1.00	»	»	»	»	»	»
188	— de jusquiame. R.	»	»	»	»	»	»	0.75	0.25	0.10	»	»	»	»
	— d'olive.	»	»	»	»	»	1.20	0.60	0.25	0.10	»	»	»	»
189	— de ricin ou de palmachristi. R.	»	»	»	»	2.50	1.50	0.75	0.25	0.10	»	»	»	»
190	— de vaseline (vaseline liquide médicinale). R.	»	»	»	»	»	»	1.50	0.60	0.25	0.15	»	»	»
	— volatile de badiane (anis étoilé).	»	»	»	»	»	»	»	»	1.00	0.50	0.20	0.10	»
191	— volatile de térébenthine rectifiée. R.	»	»	»	»	2.00	1.20	0.60	0.20	0.10	»	»	»	»
	Hydrastine.	»	»	»	»	»	»	»	»	»	»	3.50	2.00	0.50
	Hypnal (chloral-antipyrine).	»	»	»	»	»	»	»	5.00	2.00	1.20	0.30	»	»
	I													
	Ichthyol.	»	»	»	»	»	»	»	3.00	1.20	0.70	0.25	»	»
	Iode (variable).	»	»	»	»	»	»	»	»	»	0.75	0.20	0.15	»
192	Iodoforme. R.	»	»	»	»	»	»	»	5.00	2.00	1.20	0.30	0.20	»

NUMÉROS de la nomenclature	DÉNOMINATION DES MÉDICAMENTS.	QUANTITÉS diverses.	PRIX.	QUANTITÉS diverses.	PRIX.	500 grammes.	250 grammes.	100 grammes.	30 grammes.	10 grammes.	5 grammes.	1 gramme.	0 gr. 50	0 gr. 10
			fr. c.		fr. c.	fr. c.	fr. c.	fr. c.	fr. c.	fr. c.	fr. c.	fr. c.	fr. c.	fr. c.
193	Iodure (proto-) de fer.................... R.	»	»	»	»	»	»	»	»	0.90	0.50	0.15	»	»
194	— — de mercure.............. R.	»	»	»	»	»	»	»	»	1.25	0.75	0.20	»	»
195	— (bi-) de mercure................ R.	»	»	»	»	»	»	»	»	1.25	0.75	0.20	»	»
196	— de plomb......................... R.	»	»	»	»	»	»	»	»	1.00	0.60	0.15	»	»
197	— de potassium..................... R.	»	»	»	»	»	»	7.00	2.50	0.90	0.50	0.10	»	»
198	— de sodium......................... R.	»	»	»	»	»	»	»	2.75	1.00	0.60	0.15	»	»
199	Ipécacuanha, racine pulvérisée........... R.	»	»	»	»	»	»	»	»	1.25	0.75	0.25	0.15	»
	J													
200	Jaborandi concassé...................... R.	»	»	»	»	»	»	»	»	0.40	0.25	0.10	»	»
201	Jalap, racine pulvérisée.................. R.	»	»	»	»	»	»	»	»	0.50	0.30	0.10	»	»
202	Julep gommeux (potion gommeuse)....... R.	la dose	0.60	»	»	»	»	0.50	0.20	»	»	»	»	»
	K													
203	Kermès minéral.......................... R.	5 centig.	0.05	»	»	»	»	»	»	»	1.20	0.30	0.20	0.10
	L													
	Lactate de fer..............................	»	»	»	»	»	»	»	»	»	0.30	0.10	»	»
204	Lacto-phosphate de chaux............... R.	»	»	»	»	»	»	3.50	1.50	0.60	0.40	0.10	»	»
205	Lactose (sucre de lait) pulvérisé. .... R.	»	»	»	»	3.00	1.75	0.90	0.30	0.15	0.10	»	»	»
206	Lanoline.................................. R.	»	»	»	»	»	4.00	2.00	0.75	0.30	0.20	»	»	»
207	Laudanum de Sydenham (variable)....... R.	»	»	»	»	»	»	»	2.00	0.75	0.40	0.10	»	»
208	Lavement purgatif (codex)............... R.	la dose	0.75	»	»	»	»	»	»	»	»	»	»	»
	Lécithine..................................	»	»	»	»	»	»	»	»	»	6.00	1.50	0.90	»
209	Lierre terrestre, feuilles mondées........ R.	»	»	»	»	»	»	0.35	0.15	»	»	»	»	»
	Limonade azotique (nitrique), chlorhydrique, citrique, sulfur., tartrique et autres analogues	litre 1/2 litre	1.00 0.60	»	»	»	»	»	»	»	»	»	»	»

NUMÉROS de la nomenclature	DÉNOMINATION DES MÉDICAMENTS.	QUANTITÉS diverses.	PRIX.	QUANTITÉS diverses.	PRIX.	500 grammes.	250 grammes.	100 grammes.	30 grammes.	10 grammes.	5 grammes.	1 gramme.	0 gr. 50	0 gr. 10
	Limonade purgative au citrate de magnésie à 60 grammes et au-dessous....... (Au-dessus de 60 grammes, ajouter à 1 fr. 25 la somme de 0 fr. 25 par chaque 10 grammes ou fraction de 10 grammes.)	litre	1.25	»	»	»	»	»	»	»	»	»	»	»
210	Liniment ammoniacal ou volatil (codex)... R.	»	»	»	»	»	1.75	0.90	0.40	»	»	»	»	»
211	— — camphré (codex)... R.	»	»	»	»	»	1.75	0.90	0.40	»	»	»	»	»
212	— au chloroforme (codex).......... R.	»	»	»	»	»	»	1.30	0.60	»	»	»	»	»
213	— oléo-calcaire.................... R.	»	»	»	»	2.50	1.50	0.75	0.25	»	»	»	»	»
214	Liqueur arsenicale de Boudin............ R.	»	»	»	»	»	»	0.75	0.30	»	»	»	»	»
215	— — de Fowler............ R.	»	»	»	»	»	»	»	0.90	0.40	0.25	0.10	»	»
216	— de van Swiéten .... R.	litre 1/2 litre	1.60 0.90	»	»	0.90	0.60	0.30	»	»	»	»	»	»
	— de Villatte............................	»	»		»	2.50	1.50	0.75	0.25	»	»	»	»	»
	Looch blanc...............................	Looch.	1.00	1/2 looch	0.75	»	»	0.90	0.30	»	»	»	»	»
	— gommeux ou huileux...................	La dose.	1.00	»	»	»	»	0.75	0.30	»	»	»	»	»
	Lycétol (tartrate de diméthylpipérazine).....	»	»	»	»	»	»	»	»	10.00	6.00	1.50	0.90	»
	Lycopode..................................	»	»	»	»	»	»	2.50	1.00	0.40	»	»	»	»
	M													
217	Magnésie calcinée....................... R.	1/2 flacon.	0.70	»	»	»	»	1.75	0.70	0.25	0.15	»	»	»
218	Manne en larmes (variable).............. R.	»	»	»	»	»	»	1.50	0.60	0.20	»	»	»	»
	Mauve, feuilles............................	»	»	»	»	»	»	0.35	0.15	»	»	»	»	»
	— fleurs (variables).....................	»	»	»	»	»	1.75	0.75	0.30	0.10	»	»	»	»
219	Mélisse, feuilles mondées................ R.	»	»	»	»	»	»	0.50	0.20	0.10	»	»	»	»
220	Mellite simple (sirop de miel)............ R.	»	»	»	»	»	0.75	0.35	0.15	»	»	»	»	»
	— de mercuriale (miel mercurial)........	»	»	»	»	»	»	0.60	0.30	0.10	»	»	»	»
221	— de roses rouges (miel rosat)....... R.	»	»	»	»	»	»	0.90	0.30	0.15	»	»	»	»
222	— de scille (miel scillitique)......... R.	»	»	»	»	»	1.75	0.75	0.25	0.10	»	»	»	»
223	Menthe poivrée, feuilles mondées... ..... R.	»	»	»	»	»	1.50	0.75	0.25	0.10	»	»	»	»
224	Menthol.................................. R.	»	»	»	»	»	»	»	»	1.50	0.90	0.25	0.15	»
	Mouche de Milan..........................	La pièce	0.20	»	»	»	»	»	»	»	»	»	»	»
225	Moutarde blanche, semences mondées.... R.	»	»	»	»	1.00	0.60	0.30	0.10	»	»	»	»	»
	N													
226	Naphtol bêta .... R.	»	»	»	»	»	»	»	1.50	0.60	0.40	0.10	»	»
	— camphré..............................	»	»	»	»	»	»	»	1.50	0.60	0.40	0.10	»	»
	Nitroglycérine (trinitrine) en solution au 100e.	»	»	»	»	»	»	»	»	2.00	1.20	0.30	»	»
	Noyer, feuilles mondées....................	»	»	»	»	1.00	0.60	0.30	0.10	»	»	»	»	»

NUM. ROS de la nomenclature	DÉNOMINATION DES MÉDICAMENTS.	QUANTITÉS diverses.	PRIX.	QUANTITÉS diverses.	PRIX.	500 grammes.	250 grammes.	100 grammes.	30 grammes.	10 grammes.	5 grammes.	1 gramme.	0 gr. 50	0 gr. 10
			fr. c.		fr. c.	fr. c.	fr. c.	fr. c.	fr. c.	fr. c.	fr. c.	fr. c.	fr. c.	fr. c.
	O													
	Onguent citrin (pommade citrine)...........	»	»	»	»	»	2.00	0.90	0.30	0.10	»	»	»	»
227	— de la mère.................... R.	»	»	»	»	»	»	»	0.25	0.10	»	»	»	»
228	— populeum.................... R.	»	»	»	»	2.50	1.50	0.75	0.25	0.10	»	»	»	»
229	— Styrax...................... R.	»	»	»	»	»	»	0.75	0.25	0.10	»	»	»	»
	Opium pulvérisé (variable)............. R.	»	»	»	»	»	»	»	»	»	1.00	0.25	0.15	»
230	Oranges amères, écorces................ R.	»	»	»	»	»	1.20	0.60	0.20	0.10	»	»	»	»
231	Oranger, feuilles...................... R.	»	»	»	»	2.50	1.50	0.60	0.20	0.10	»	»	»	»
232	— fleurs.......................... R.	»	»	»	»	»	»	»	»	0.30	0.15	»	»	»
233	Orge mondé ou perlé.................. R.	»	»	»	»	0.60	0.35	0.15	0.05	»	»	»	»	»
	Oxalate de fer..........................	»	»	»	»	»	»	»	1.20	0.50	0.30	»	»	»
234	Oxyde de mercure (précipité rouge ou jaune) R.	»	»	»	»	»	»	»	»	0.70	0.40	0.10	»	»
	— de plomb (litharge au minium)........	»	»	»	»	»	»	0.40	0.20	0.10	»	»	»	»
235	Oxyde de zinc sublimé (fleurs de zinc).... R.	»	»	»	»	»	»	1.50	0.60	0.25	0.15	»	»	»
	Oxygène (en ballon)........................	10 litres.	1.00	30 litres.	2.50	»	»	»	»	»	»	»	»	»
	P													
236	Pains azymes ou à chanter............. R.	Les 3. Les 12.	0.05 0.15	Les 25.	0.25	»	»	»	»	»	»	»	»	»
237	Pancréatine pure du Codex.............. R.	»	»	»	»	»	»	»	»	3.00	1.75	0.40	0.25	»
	Papier brouillard............................	3 feuilles	0.05	»	»	»	»	»	»	»	»	»	»	»
	— nitré..................................	Le décimètre q.	0.20	»	»	»	»	»	»	»	»	»	»	»
	Pastilles de bicarbonate de soude (ou de Vichy).	»	»	»	»	»	1.50	0.60	0.20	0.10	»	»	»	»
	— de charbon..............................	»	»	»	»	»	1.50	0.75	0.25	0.10	»	»	»	»
	— de chlorate de potasse..................	»	»	»	»	»	1.50	0.60	0.20	0.10	»	»	»	»
	— de Kermès...............................	»	»	»	»	»	1.50	0.60	0.20	0.10	»	»	»	»
	— de menthe anglaise.......................	»	»	»	»	»	2.50	1.20	0.30	0.15	»	»	»	»
	— de santonine au chocolat..................	Les 6.	0.20	»	»	»	»	»	»	»	»	»	»	»

NUM. ROS de la nomenclature	DÉNOMINATION DES MÉDICAMENTS.	QUANTITÉS diverses.	PRIX.	QUANTITÉS diverses.	PRIX.	500 grammes.	250 grammes.	100 grammes.	30 grammes.	10 grammes.	5 grammes.	1 gramme.	0 gr. 50	0 gr. 10
	Pastilles de soufre..............................	»	»	»	»	»	1.50	0.60	0.20	0.10	»	»	»	»
	Pavots moyens................................	La pièce	0.10	»	»	»	»	»	»	»	»	»	»	»
238	Pelletiérine (sulfate).................... R.	Dose de 30 cent.	4.00	»	»	»	»	»	»	»	»	»	»	»
239	Pepsine amylacée......................... R.	»	»	»	»	»	»	»	3.00	1.00	0.60	0.15	0.10	»
	Peptone liquide..............................	»	»	»	»	»	6.00	2.50	1.00	»	»	»	»	»
	— sèche...................................	»	»	»	»	»	15.00	7.00	2.50	0.90	0.50	»	»	»
240	Perchlorure de fer liquide à 30°......... R.	»	»	»	»	»	»	1.50	0.60	0.25	0.15	»	»	»
241	Permanganate de potasse.............. R.	»	»	»	»	»	»	»	0.75	0.30	0.20	0.10	»	»
242	Phénacétine (acétiphénétidine, phénétidine). R.	»	»	»	»	»	»	»	2.75	1.00	0.60	0.20	0.15	»
243	Phosphate de chaux tribasique préparé... R.	»	»	»	»	»	2.00	1.00	0.40	0.20	0.10	»	»	»
	— bibasique..............	»	»	»	»	»	3.00	1.50	0.60	0.25	0.15	»	»	»
	Pilules formule de Vallet au carbonate de fer.	Les 10.	0.30	Les 20. Les 100.	0.50 2.00	»	»	»	»	»	»	»	»	»
244	Podophyllin (podophylline).............. R.	»	»	»	»	»	»	»	»	»	1.75	0.40	0.30	»
	Polygala de Virginie (très variable)..........	»	»	»	»	»	»	»	0.75	0.30	0.20	»	»	»
	Pommade camphrée...........................	»	»	»	»	»	1.75	0:75	0.25	0.10	»	»	»	»
245	— d'Helmerich.................... R.	»	»	»	»	»	1.75	0.90	0.30	0.15	»	»	»	»
246	— mercurielle double (onguent napolitain) (variable)..................... R.	»	»	»	»	»	3.00	1.25	0.50	0.20	»	»	»	»
	— mercurielle simple (onguent gris)....	»	»	»	»	2.50	1.40	0.60	0.20	0.10	»	»	»	»
247	Poudre de Dower.................... R.	»	»	»	»	»	»	»	»	1.50	0.90	0.20	0.10	»
248	Pyramidon............................ R.	»	»	»	»	»	»	»	»	»	4.00	1.00	0.60	0.20
	Q													
249	Quassia amara en copeaux.............. R.	»	»	»	»	»	»	»	0.25	0.10	0.05	»	»	»
250	Quinquina gris entier ou concassé....... R.	»	»	»	»	»	»	1.20	0.40	0.20	0.10	»	»	»
251	— — pulvérisé................. R.	»	»	»	»	»	»	1.75	0.70	0.25	0.15	»	»	»
252	— jaune calisaya entier ou concassé. R.	»	»	»	»	»	»	1.50	0.60	0.25	0.15	»	»	»
253	— — pulvérisé................ R.	»	»	»	»	»	»	2.25	0.75	0.30	0.20	»	»	»
	R													
254	Ratanhia, racine concassée.............. R.	»	»	»	»	»	1.75	0.90	0.30	0.10	»	»	»	»
	Réglisse sèche coupée..........................	»	»	»	»	1.00	0.60	0.25	0.10	0.05	»	»	»	»
255	Résine de jalap (brune ou blanche)....... R.	»	»	»	»	»	»	»	»	»	2.00	0.50	0.30	0.10
	Résorcine..	»	»	»	»	»	»	»	3.00	1.00	0.60	0.15	»	»
256	Rhubarbe de Chine pulvérisée........... R.	»	»	»	»	»	»	2.50	1.00	0.40	0.25	0.10	»	»

NUMÉROS de la nomenclature	DÉNOMINATION DES MÉDICAMENTS.	QUANTITÉS diverses.	PRIX.	QUANTITÉS diverses.	PRIX.	500 grammes.	250 grammes.	100 grammes.	30 grammes.	10 grammes.	5 grammes.	1 gramme.	0 gr. 50	0 gr. 10
			fr. c.		fr. c.	fr. c.	fr. c.	fr. c.	fr. c.	fr. c.	fr. c.	fr. c.	fr. c.	fr. c.
	S													
257	Salicylate de bismuth.................... R.	»	»	»	»	»	»	»	2.50	0.90	0.50	0.15	»	»
258	— de méthyle pur................ R.	»	»	»	»	»	»	»	1.50	0.60	0.40	0.10	»	»
259	— de soude..................... R.	»	»	»	»	»	»	3.00	1.20	0.50	0.30	0.10	»	»
	Salipyrine (salicylate d'antipyrine)..........	»	»	»	»	»	»	»	4.00	1.50	0.90	0.25	0.15	»
260	Salol (salicylate de phénol).............. R.	»	»	»	»	»	»	»	1.50	0.60	0.40	0.10	»	»
	Salophène..............................	»	»	»	»	»	»	»	9.00	3.50	2.00	0.50	0.30	»
261	Salsepareille fendue et coupée........... R.	»	»	»	»	3.00	1.75	0.75	0.25	0.10	»	»	»	»
262	Sangsues.............................. R.	la pièce.	0.25	»	»	»	»	»	»	»	»	»	»	»
263	Santonine............................. R.	»	»	»	»	»	»	»	»	»	»	0.60	0.40	0.15
	Savon animal et médicinal................ R.	»	»	»	»	»	»	1.00	0.40	0.15	0.10	»	»	»
264	Scammonée d'Alep pulvérisée............ R.	»	»	»	»	»	»	»	»	»	1.00	0.30	0.20	0.10
265	Semen contra d'Alep.................... R.	»	»	»	»	»	»	0.75	0.25	0.10	»	»	»	»
266	Séné, feuilles mondées.................. R.	»	»	»	»	»	»	0.90	0.30	0.15	0.10	»	»	»
267	Sérum artificiel ou physiologique, sérum de Chéron ou de Hayem, stérilisé et délivré en flacons.............................. R.	litre	5.00	»	»	3.00	2.00	1.20	»	»	»	»	»	»
268	Silicate de potasse liquide.............. R.	litre 1/2 litre	2.75 1.50	»	»	1.25	0.75	»	»	»	»	»	»	»
269	Sinapismes ou moutarde en feuilles...... R.	la feuill. les 10	0.15 1.25	»	»	»	»	»	»	»	»	»	»	»
270	Sirop antiscorbutique (de raifort composé). R.	litre 1/2 litre	3.50 1.80	1/2 bout.	1.20	1.50	1.00	0.50	0.20	0.10	»	»	»	»
271	— de baume de tolu.................. R.	litre 1/2 litre	3.50 1.80	Id.	1.20	1.50	1.00	0.50	0.20	0.10	»	»	»	»
272	— de belladone...................... R.	litre 1/2 litre	4.00 2.10	Id.	1.50	1.80	1.20	0.60	0.25	0.10	»	»	»	»
273	— de biiodure de mercure ioduré (sirop de Gibert)........................ R.	litre 1/2 litre	6.00 3.10	Id.	2.10	2.75	1.50	0.75	0.30	0.15	»	»	»	»

NUMÉROS de la nomenclature	DÉNOMINATION DES MÉDICAMENTS.	QUANTITÉS diverses.	PRIX.	QUANTITÉS diverses.	PRIX.	500 grammes.	250 grammes.	100 grammes.	30 grammes.	10 grammes.	5 grammes.	1 gramme.	0 gr. 50	0 gr. 10
	Sirop de bourgeons de sapin, de goudron....	litre 1/2 litre	3.50 1.80	Id.	1.20	1.50	1.00	0.50	0.20	0.10	»	»	»	»
	— de bromure de potassium (codex).......	litre 1/2 litre	6.00 3.10	Id.	2.40	2.75	1.50	0.75	0.30	0.15	»	»	»	»
	de capillaire............................	litre 1/2 litre	3.00 1.60	Id.	1.10	1.30	0.75	0.40	0.20	0.10	»	»	»	»
	— de chicorée composé (de rhubarbe composé)...............................	litre 1/2 litre	5.00 2.60	Id.	1.80	2.40	1.35	0.70	0.25	0.10	»	»	»	»
	— de chloral (à 1 gramme pour 20) (codex)..	litre 1/2 litre	6.00 3.10	Id.	2.10	2.75	1.50	0.75	0.30	0.15	»	»	»	»
	— de chlorhydrophosphate de chaux (cod.)..	litre 1/2 litre	4.00 2.10	Id.	1.50	1.80	1.20	0.60	0.25	0.10	»	»	»	»
274	— de codéine (à 0 gr. 04 p. 20) (codex) R.	litre 1/2 litre	8.00 4.20	Id.	3.00	3.75	2.20	1.20	0.40	0.20	»	»	»	»
275	— diacode (nouveau codex)........... R.	litre 1/2 litre	3.50 1.80	Id.	1.20	1.50	1.00	0.50	0.20	0.10	»	»	»	»
	— d'écorces d'oranges amères......... R	Litre 1/2 litre	4.00 2.10	Id.	1.50	1.80	1.20	0.60	0.25	0.10	»	»	»	»
276	— d'éther.......................... R.	Litre 1/2 litre	5.00 2.60	Id.	1.80	2.40	1.35	0.70	0.25	0.10	»	»	»	»
277	— iodotannique..................... R.	Litre 1/2 litre	6.00 3.10	Id.	2.10	2.75	1.50	0.75	0.30	0.15	»	»	»	»
278	— iodophosphaté.................... R.	Litre 1/2 litre	6.50 3.30	Id.	2.25	3.00	1.80	1.00	0.30	0.15	»	»	»	»
279	— d'iodure de fer.................... R.	Litre 1/2 litre	4.00 2.10	Id.	1.50	1.80	1.20	0.60	0.25	0.10	»	»	»	»
280	— d'ipécacuanha.................... R.	»	»	»	»	»	1.50	0.75	0.30	0.15	»	»	»	»
281	— de lactophosphate de chaux (codex). R.	Litre 1/2 litre	6.00 3.10	Id.	2.10	2.75	1.50	0.75	0.30	0.15	»	»	»	»
282	— d'opium (d'extrait) (sirop thébaïque). R.	Litre 1/2 litre	4.00 2.10	Id.	1.50	1.80	1.20	0.60	0.25	0.10	»	»	»	»
	— pectoral............................	Litre 1/2 litre	4.00 2.10	Id.	1.50	1.80	1.20	0.60	0.25	0.10	»	»	»	»
	— de ratanhia.........................	Litre 1/2 litre	7.00 3.60	Id.	2.70	3.40	1.85	1.05	0.40	0.15	»	»	»	»
	— de raifort iodé (antiscorbutique iodé)..	Litre 1/2 litre	4.00 2.10	Id.	1.50	1.80	1.20	0.60	0.25	0.10	»	»	»	»
283	— simple ou de sucre................ R.	Litre 1/2 litre	1.80 1.00	Id.	0.60	0.80	0.45	0.25	0.15	»	»	»	»	»
	— de stigmates de maïs (à 25 grammes d'extrait pour 2 kilogrammes)......	Litre 1/2 litre	5.00 2.60	Id.	1.80	2.40	1.35	0.70	0.25	0.10	»	»	»	»

NUMÉROS de la nomenclature	DÉNOMINATION DES MÉDICAMENTS.	QUANTITÉS diverses.	PRIX.	QUANTITÉS diverses.	PRIX.	500 grammes.	250 grammes.	100 grammes.	30 grammes.	10 grammes.	5 grammes.	1 gramme.	0 gr. 50	0 gr. 10
			fr. c.		fr. c.	fr. c.	fr. c.	fr. c.	fr. c.	fr. c.	fr. c.	fr. c.	fr. c.	fr. c.
284	Soufre sublimé (fleurs de soufre)......... R.	»	»	»	»	»	0.60	0.30	0.10	0.05	»	»	»	»
285	— — — et lavé.. R.	»	»	»	»	»	1.00	0.50	0.20	0.10	»	»	»	»
286	Sparadrap de diachylum................ R.	1 mètre 0m,10	1.20 0.15	»	»	»	»	»	»	»	»	»	»	»
287	— de poix de Bourgogne........ R.	1 mètre 0m,10	1.75 0.30	»	»	»	»	»	»	»	»	»	»	»
288	— de Vigo..................... R.	1 mètre 0m,50 0m,10	2.25 1.25 0.30	»	»	»	»	»	»	»	»	»	»	»
289	— révulsif au thapsia .... R.	1 déc. q.	0.50	»	»	»	»	»	»	»	»	»	»	»
290	— vésicant...................... R.	Id.	0.50	»	»	»	»	»	»	»	»	»	»	»
	(Les sparadraps ci-dessus sur toile caoutchoutée sont augmentés de moitié.)													
291	Sublimé corrosif (bichlorure de mercure). R.	»	»	»	»	»	»	»	1.20	0.50	0.30	0.10	»	»
292	Sublimé (paq.) (formule de l'Académie)... R.	1 paquet Les 5 Les 10	0.15 0.60 1.00	»	»	»	»	»	»	»	»	»	»	»
293	Sulfate de cuivre ordinaire.............. R.	Kilogr.	1.50	»	»	0.80	0.50	0.25	0.10	»	»	»	»	»
294	— de fer (couperose verte)........... R.	»	»	»	»	»	»	0.35	0.15	»	»	»	»	»
295	— de magnésie (sel d'Epsom ou de Sedlitz)............................ R.	»	»	»	»	1.00	0.60	0.30	0.15	0.10	0.05	»	»	»
296	— (sous-dento-) de mercure (turbith min.) R.	»	»	»	»	»	»	»	1.20	0.50	0.30	0.10	»	»
297	— de quinine chimiquement pur (variable) R.	»	»	»	»	»	»	»	»	3.00	1.75	0.40	0.25	0.10
298	— de soude (sel de Glauber).......... R.	»	»	»	»	1.00	0.60	0.30	0.15	0.10	0.05	»	»	»
	— de spartéine	»	»	»	»	»	»	»	»	»	4.00	1.00	0.70	0.25
299	— de strychnine...................... R.	5 centig.	0.25	»	»	»	»	»	»	»	»	»	»	»
300	— de zinc pur (couperose blanche).... R.	»	»	»	»	»	»	»	0.25	0.10	»	»	»	»
301	Sulfonal.............................. R.	»	»	»	»	»	»	»	3.00	1.00	0.60	0.20	0.15	»

NUMÉROS de la nomenclature	DÉNOMINATION DES MÉDICAMENTS.	QUANTITÉS diverses.	PRIX.	QUANTITÉS diverses.	PRIX.	500 grammes.	250 grammes.	100 grammes.	30 grammes.	10 grammes.	5 grammes.	1 gramme.	0 gr. 50	0 gr. 10
	Suppositoires simples (de beurre de cacao, de miel, de savon, de suif, etc.................	La pièce Les 6 Les 10	0.25 1.00 1.50	»	»	»	»	»	»	»	»	»	»	»
	Suppositoires composés (ajouter au prix établi ci-dessus le prix de la ou des substances prescrites et augmenter le prix obtenu d'un prix de manipulation de 0 fr.05 par suppositoire).	»	»	»	»	»	»	»	»	»	»	»	»	»
	Suppositoires à la glycér. solidifiée p. adultes.	La pièce Les 6 Les 10	0.30 1.20 2.00	»	»	»	»	»	»	»	»	»	»	»
	— — — p. enfants.	La pièce Les 6 Les 10	0.25 1.00 1.50	»	»	»	»	»	»	»	»	»	»	»
	Suppositoires à la glycérine solidifiée composés (établir les prix comme pour les suppositoires au beurre de cacao)........	»	»	»	»	»	»	»	»	»	»	»		»
302	Sureau, fleurs mondées .... R.	»	»	»	»	»	»	0.60	0.20	0.10	»	»		»
	T													
303	Taffetas d'Angleterre.................. R.	la feuill.	0.25	»	»	»	»	»	»	»	»	»	»	»
304	— gommé...................... R.	le mètre 0m,20.	3.50 0.80	» »	» »	» »	» »	» »	» »	» »	» »	» »	» »	» »
305	Talc de Venise..........................	»	»	»	»	0.80	0.40	0.20	0.10	»	»	»	»	»
306	Tannin (acide tannique) à l'éther......... R.	»	»	»	»	»	5.00	2.50	1.00	0.40	0.25	0.10	»	»
307	Teinture d'aloès......... .... R.	»	»	»	»	»	»	0.90	0.30	0.10	»	»	»	»
308	— d'arnica......................... R.	Litre. 1/2 litre.	7.00 3.60	»	»	1.00	2.50	1.10	0.35	0.15	0.10	»	»	»
309	— de badiane (anis étoilé)......... R.	»	»	»	»	»	»	1.20	0.50	0.20	0.15	»	»	»
	— de baume de tolu, de benjoin.......	»	»	»	»	»	»	1.50	0.60	0.25	0.15	»	»	»
	— de belladone .... R.	»	»	»	»	»	»	»	0.75	0.35	0.20	0.10	»	»
	— de benjoin........................	»	»	»	»	»	»	1.50	0.60	0.20	0.10	»	»	»
310	— de cannelle de Ceylan d'eucalyptus..	»	»	»	»	»	»	1.50	0.60	0.25	0.15	»	»	»
311	— de cantharides .... R.	»	»	»	»	»	»	2.00	0.75	0.35	0.20	0.10	»	»
312	— de coca (variable).............. R.	»	»	»	»	»	»	1.50	0.60	0.25	0.15	»	»	»
	— de colchique (semences)......... R.	»	»	»	»	»	»	2.00	0.75	0.35	0.20	0.10	»	»
313	— de Colombo......................	»	»	»	»	»	»	1.20	0.50	0.20	0.10	»	»	»
	— de digitale, d'hamamélis........ R.	»	»	»	»	»	»	2.00	0.75	0.35	0.20	0.10	»	»
	— d'écorces de citrons, d'oranges ou d'oranges amères................	»	»	»	»	»	»	1.20	0.50	0.20	0.15	»	»	»
	— d'eucalyptus......................	»	»	»	»	»	»	1.50	0.60	0.25	0.15	»	»	»

NUMÉROS de la nomenclature.	DÉNOMINATION DES MÉDICAMENTS.	QUANTITÉS diverses.	PRIX.	QUANTITÉS diverses.	PRIX.	500 grammes.	250 grammes.	100 grammes.	30 grammes.	10 grammes.	5 grammes.	1 gramme.	0 gr. 50	0 gr. 10
			fr. c.		fr. c.	fr. c.	fr. c.	fr. c.	fr. c.	fr. c.	fr. c.	fr. c.	fr. c.	fr. c.
314	Teinture de gentiane...................... R.	Litre. 1/2 litre.	7.00 2.75	»	»	4.30	2.25	1.00	0.35	0.15	0.10	»	»	»
315	— d'iode.......................... R.	»	»	»	»	»	»	2.50	1.00	0.40	0.25	0.10	»	»
316	— de kola.......................... R.	»	»	»	»	»	»	1.50	0.60	0 25	0.15	»	»	»
317	— de noix vomique.................. R.	»	»	»	»	»	»	2.00	0.75	0.35	0.20	0.10	»	»
318	— d'opium (d'extrait) (variable).... R.	»	»	»	»	»	»	»	1.80	0.75	0.40	0.15	»	»
319	— de quinquina gris.............. R.	»	»	»	»	»	3.50	1.50	0.60	0.25	0.15	»	»	»
	— — jaune................	»	»	»	»	»	3.75	1.80	0.65	0.25	0.15	»	»	»
320	— de savon...........................	»	»	»	»	»	»	1.10	0.40	0.15	0.10	»	»	»
321	— de scille.......................... R.	»	»	»	»	»	»	2.00	0.75	0.35	0.20	0.10	»	»
322	Térébenthine de Venise................... R.	»	»	»	»	»	»	»	0.50	0.20	0.15	»	»	»
323	— cuite......................... R.	»	»	»	»	»	»	»	0.70	0.25	0.15	»	»	»
	Terpine.................................. R.	»	»	»	»	»	»	»	»	1.00	0.60	0.15	»	»
	Terpinol..................................	»	»	»	»	»	»	»	»	1.25	0.75	0.25	»	»
	Thé noir ou vert..............................	»	»	»	»	»	»	»	0.50	0.20	0.15	»	»	»
	— de Saint-Germain........................	»	»	»	»	»	»	1.50	0.60	0.20	»	»	»	»
	Théobromine................................	»	»	»	»	»	»	»	»	4.00	2.50	0.60	0.40	0.10
	Thymol (acide thymique) cristallisé.........	»	»	»	»	»	»	»	2.75	1.00	0.60	0.20	0.10	»
	Tilleul, fleurs mondées (variable)............	»	»	»	»	»	1.75	0.90	0.30	0.10	»	»	»	»
	— — avec bractées (variable).......	»	»	»	»	2.00	1.20	0.50	0.20	0.10	»	»	»	»
	U													
	Utropine..................................	»	»	»	»	»	»	»	»	»	2.50	0.60	0.40	0.10
	V													
	Valérianate d'ammoniaqne cristallisé........	»	»	»	»	»	»	»	»	1.00	0.60	0.20	»	»
	— — (formule Pierlot)..	»	»	»	»	»	»	2.50	1.00	»	»	»	»	»
	— de quinine (variable).............	»	»	»	»	»	»	»	»	4.00	2.50	0.60	0.40	»
	Valérianate de zinc..........................	»	«	»	»	»	»	»	»	1.00	0.60	0.20	»	»
	Valériane, racine mondée......................	»	»	»	«	»	»	0.30	0.15	0.05	»	»	»	»
324	Vaseline blanche........................ R.	»	»	»	»	3.00	1.75	0.75	0.25	0.10	»	»	»	»
325	— boriquée au 10e................ R.	»	»	»	»	4.00	2.00	1.00	0.30	0.15	0.10	»	»	»
326	Vératrine............................... R.	»	»	»	»	»	»	»	»	»	»	1.50	0.90	0.25
	Vin aromatique............................	Litre 1/2 litre	2 75 1.50	1/2 bouteille.	1.10	1.50	0.80	0.40	0.15	»	»	»	»	»
	— de coca (codex) au grenache ou autre vin analogue..........................	Litre 1/2 litre	5.50 3.00	Id.	2.25	3.00	1.75	0.90	0.30	»	»	»	»	»
	— de colchique (semences ou bulles) (codex).	1/2 litre	3.00	Id.	2.25	3.00	1.75	0.90	0.30	»	»	»	»	»
	— de Colombo (codex).......................	Litre 1/2 litre	5.50 3.00	Id.	2.25	3.00	1.75	0.90	0.30	»	»	»	»	»
	— créosoté au malaga, au grenache ou autre vin analogue..........................	Litre 1/2 litre	5.50 3.00	Id.	2.25	3.00	1.75	0.90	0.30	»	»	»	»	»
	— ferrugineux au grenache (vin chalybé du codex)................................	Litre 1/2 litre	4.75 2.50	Id.	1.85	2.50	1.50	0.75	0.25	»	»	»	»	»
	— de gentiane............................	Litre 1/2 litre	2.75 1.50	Id.	1.10	1.50	0.80	0.40	0.15	»	»	»	»	»
	Vin iodotannique au grenache, au malaga ou autre vin analogue....................	Litre. 1/2 litre.	5.50 3.00	Id.	2.25	3.00	1.75	0.90	0.30	»	»	»	»	»
	— de kola, au malaga ou au grenache.....	Litre. 1/2 litre.	4.75 2.50	Id.	1.85	2.50	1.50	0.75	0.25	»	»	»	»	»
	— de pepsine (codex).......................	Litre. 1/2 litre.	8.00 4.25	Id.	3.30	4.25	2.50	1.20	0.50	»	»	»	»	»
	— de quinquina au bordeaux..............	Litre. 1/2 litre.	2.75 1 50	Id.	1.10	1.50	0.80	0.40	0.15	»	»	»	»	»
	— — au grenache, au lunel, au malaga ou autre vin analogue	Litre. 1/2 litre.	4.75 2.50	Id.	1.85	2.50	1.50	0.75	0.25	»	»	»	«	»
	— — ferrugineux..............	Litre. 1/2 litre.	5.50 3.00	Id.	2.25	3.00	1.75	0.90	0.30	»	»	»	»	»
	— scillitique (codex).......................	Litre. 1/2 litre.	5.50 3.00	Id.	2.25	3.00	1.75	0.90	0.30	»	»	»	»	»
	Violettes, fleurs (variables)..................	»	»	»	»	»	»	1.00	0.40	0.15	»	»	»	»

NUMÉROS de la nomenclature	DÉNOMINATION DES MÉDICAMENTS.	QUANTITÉS diverses.	PRIX.	QUANTITÉS diverses.	PRIX.	500 grammes.	250 grammes.	100 grammes.	30 grammes.	10 grammes.	5 grammes.	1 gramme.	0 gr. 50.	0 gr. 10.
			fr. c.		fr. c.	fr. c.	fr. c.	fr. c.	fr. c.	fr. c.	fr. c.	fr. c.	fr. c.	fr. c.
	Objets de pansement.													
»	Bandes de gaze hydrophile	5 mètres	Largʳ 5 c/m 0.50	5 mètres	Largʳ 7 c/m 0.60 Largʳ 10 c/m 0.70	»	»	»	»	»	»	»	»	»
»	— de tarlatane	Id.	0.40	Id.	Largʳ 7 c/m 0.50 Largʳ 10 c/m 0.60	»	»	»	»	»	»	»	»	»
»	Coton ordinaire cardé	La feuilˡᵉ	0.10	1 mètre. 0m,50.	0.75 0.40	2.50	1.50	»	»	»	»	»	»	»
»	— hydrophile	50 gr.	0.50	125 gr.	1.00	3.00	1.75	»	»	»	»	»	»	»
»	— boriqué	Id.	0.70	Id.	1.30	»	»	»	»	»	»	»	»	»
»	Gaze purifiée	5 mètres	2.50	1 mètre.	0.60	»	»	»	»	»	»	»	»	»
»	— — et stérilisée	Id.	4.00	Id.	1.00	»	»	»	»	»	»	»	»	»
»	— hydrophile (purifiée)	Id.	2.50	Id.	0.60	»	»	»	»	»	»	»	»	»
»	— iodoformée à 10 p. 100	»	»	Id.	2.00	»	»	»	»	»	»	»	»	»
»	— au salol	5 mètres	4.00	Id.	1.25	»	»	»	»	»	»	»	»	»

TARIF

DES

MANIPULATIONS POUR LES PRÉPARATIONS MAGISTRALES

1° *Collutoires, collyres, confections, électuaires, gargarismes, glycérolés, injections, lavements, liniments, loochs composés, lotions, macérations, marmelades, mélanges, mixtures, opiats, pommades, potions, poudres composées, solutions.*

Pour établir le prix de ces préparations, on fera d'abord le total des prix de chacune des substances qui entrent dans leur composition, et on y ajoutera un prix fixe de manipulation de 0 fr. 25, mais seulement dans le cas où l'emploi du mortier, ou du feu, ou du filtre est nécessaire.

2° *Décoctions, infusions, lixiviations.*

Les prix des décoctions, des infusions, des lixiviations, sont établis en ajoutant au prix des substances un prix proportionnel de manipulation fixé par le tableau ci-contre :		
	Jusqu'à 100 grammes..	0 fr. 20
	de 101 à 250 — ..	0 fr. 30
	— 251 à 500 — ..	0 fr. 50
	— 501 à 1.000 — ..	0 fr. 70

3° *Stérilisation.*

La stérilisation d'un liquide par simple ébullition est fixée d'après la règle suivante :

	fr. c.
Pour toute quantité égale ou inférieure à 100 grammes.	0 30
Pour toute quantité égale ou supérieure à 100 grammes.	0 75

4° *Stérilisation à l'autoclave.*

Prix.. 1 00

5° *Paquets et pilules.*

La division d'une poudre en paquets et la division d'une masse pilulaire en pilules sont réglées comme il suit, d'après le nombre de paquets ou de pilules :

De 2 à 10...........	0 fr. 03 le paquet ou la pilule.	En outre du prix des substances.
Pour les paquets ou pilules à partir du 11e	0 fr. 02 — —	

1er Exemple : Pour la préparation de huit pilules, on compte huit fois 3 centimes, c'est-à-dire 0 fr. 24 que l'on ajoute au prix des substances.

2e EXEMPLE : Pour la préparation de seize pilules, on compte, pour les dix premières, dix fois 3 centimes ou 0 fr. 30, et, pour les six autres, six fois 2 centimes ou 0 fr. 12, ce qui donne le total de 0 fr. 42, que l'on ajoute au prix des substances.

Si la substance mise en paquets est une poudre composée, on ajoute, pour rémunérer la manipulation nécessitée par la préparation de cette poudre, une somme de 0 fr. 25 au chiffre obtenu par le calcul ci-dessus, mais seulement si le nombre des paquets est inférieur à vingt.

Il est généralement ajouté un prix de manipulation de 0 fr. 25 pour la préparation de toute masse pilulaire composée de plusieurs substances, lorsque le nombre des pilules à préparer est inférieur à vingt.

NOTA. — Pour ne pas introduire de fractions de 5 centimes dans les mémoires, on les néglige quand elles sont inférieures à 3 centimes ; 3 et 4 centimes se comptent comme 5 centimes.

Si les pilules doivent être argentées, le prix de manipulation ci-dessus est augmenté de 1 centime par pilule ; il est doublé, si elles doivent être gélatinisées, et triplé si elles doivent être kératinisées.

6° *Cachets médicamenteux.*

La division d'une poudre en cachets médicamenteux est réglée comme il suit, d'après le nombre de cachets :

De 2 à 10.......	0 fr. 04 le cachet.	En outre du prix des substances, mais y compris la valeur des rondelles de pain azyme.
Pour les cachets à partir du 11e.	0 fr. 03 —	

Si la substance mise en cachets est une poudre composée, on ajoute, pour rémunérer la manipulation nécessitée par la préparation de cette poudre, une somme de 0 fr. 25 au prix obtenu par le calcul ci-dessus, mais seulement si le nombre des cachets est inférieur à vingt.

7° *Ampoules stérilisées à l'autoclave.*

Pour établir le prix de ces ampoules, lorsqu'elles sont préparées sur ordonnance spéciale et non d'après une formule courante, on établit le prix du médicament, auquel on ajoute un prix de 0 fr. 25 par ampoule.

Les boites en carton destinées à contenir les pilules, les paquets et les cachets, sont facturées au prix uniforme de 0 fr. 10.

Paris et Limoges. — Imp. et libr. militaires Henri CHARLES-LAVAUZELLE.

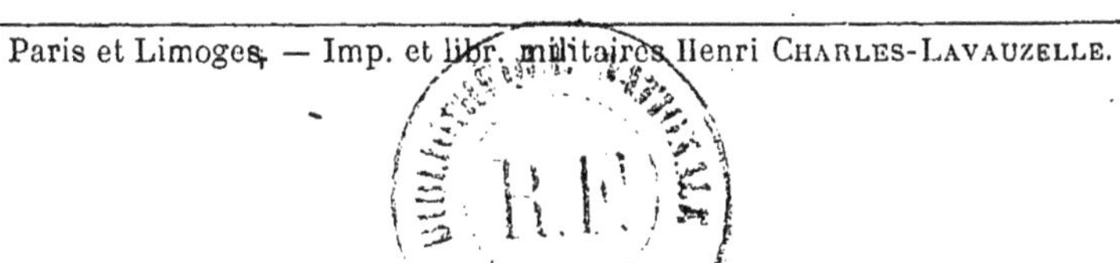

www.ingramcontent.com/pod-product-compliance
Ingram Content Group UK Ltd.
Pitfield, Milton Keynes, MK11 3LW, UK
UKHW020445220726
13923UKWH00005B/2343

9 782019 637705